あいまい知識を完全図解！

知りたいことが絵で見てわかる

ICU 呼吸と循環

監修 中根 正樹
山形大学医学部附属病院 教授／救急部長／
高度集中治療センター長

編著 小野寺 悠
山形大学医学部附属病院 講師／
高度集中治療センター 副センター長

MC メディカ出版

はじめに

　集中治療室で治療を受ける患者の呼吸管理や循環管理に必要な人体の解剖学的知識や生理学的知識は、患者の病態や施されている治療を理解する上で非常に重要です。しかし、これらをわかりやすく明快に解説した書籍はほとんどありません。

　本書では、集中治療室はもちろんのこと、一般病棟においても呼吸循環管理を行う際に必要不可欠となる生理学や疾患学、および治療に関する用語を解剖レベルでビジュアル的に理解できるように「呼吸不全のアセスメント」「人工呼吸ケア・モニタリング」「循環動態のアセスメント」「補助循環（IABP、ECMOほか）」の4つのチャプターに分け、それぞれの項目で豊富なイラストを使用し、理解しやすく解説していただいています。これまで難解と感じられがちだった解剖学や生理学の知識について疾患や治療法の解説も加えながら、読者がキーワードを検索しページを開くだけで具体的なイメージが湧くよう、『知りたいことが絵で見てわかる』と命名し、随所に工夫を凝らした解剖生理と治療疾患学のビジュアル解説書を目指しました。

　ぜひ本書を、呼吸と循環に関する必修用語の辞書代わりに普段使いしていただき、重要なキーワードを余すことなく網羅的に学習するための検索ツールとしてご活用いただければと願っています。

2024年5月

中根正樹

CONTENTS

はじめに……3
執筆者一覧……6

Chapter 1
呼吸不全のアセスメント

換気……10
ガス交換……12
酸素化……14
拡散……16
肺胞換気量、死腔……19
換気血流比……20
シャント……22
酸素運搬……24
二酸化炭素運搬、緩衝……26
自然な自発呼吸……28
努力呼吸……30
CO_2ナルコーシス……32
肺の過膨張……34
フーバー徴候……37
シーソー呼吸……39
チェーンストークス呼吸……42
引用・参考文献……45

Chapter 2
人工呼吸ケア・モニタリング

気道抵抗……48
オートPEEP……51
肺コンプライアンス……54
胸郭コンプライアンス……56
人工呼吸器グラフィック波形の変化……60
呼吸仕事量……62
吸気陰圧……64
強制呼気（努力性呼気）……66
相対湿度、絶対湿度……68
加温加湿……72
気道クリアランス……74
咳嗽……76
バッキング、ファイティング……78
気管吸引……80
エアウェイ……84
気管挿管……86
カプノグラム、$ETCO_2$……89
ウォッシュアウト効果……91
開放型酸素マスク、呼気再呼吸……92
引用・参考文献……94

Chapter 3
循環動態のアセスメント

前負荷、後負荷……98
一回拍出量、心収縮力……101
心拍出量、心係数(CI)……104
酸素供給量($\dot{D}O_2$)、酸素消費量($\dot{V}O_2$)……108
体血管抵抗……111
肺血管抵抗……114
肺動脈圧(PAP)、
肺動脈楔入圧(PCWP)……116
大理石様皮膚所見、末梢性チアノーゼ……119
ウォームショック、コールドショック……122
心原性肺水腫……125
クリニカルシナリオ1(CS1)、
アフターロードミスマッチ……128
深部静脈血栓症、肺血栓塞栓症、肺梗塞
……130
たこつぼ型心筋症……133
心タンポナーデ……135
刺激伝導系と調律
(洞調律、接合部調律、心房細動)……138
重症不整脈(心静止、心室細動、心室頻拍、
洞不全症候群、完全房室ブロック)……141
一時的ペーシング……146
引用・参考文献……149

Chapter 4
補助循環(IABP、ECMOほか)

シストリック・アンローディング……152
ダイアストリック・
オーグメンテーション……154
オーグメンテーション圧……156
ディクロティック・ノッチ……158
V-A ECMO、
V-V ECMOの回路構成……160
ミキシングポイント……162
プライミング……165
脱血不良……167
回路内血栓……170
血漿リーク(プラズマリーク)……174
下肢循環不全……176
抗凝固療法、
ヘパリン起因性血小板減少症(HIT)……178
腎代替療法(RRT)(血液透析:HD、持続的血液
濾過透析:CHDF)……181
Impella……184
引用・参考文献……187

索引……189

執筆者一覧

監修

中根正樹　山形大学医学部附属病院 教授／救急部長／高度集中治療センター長

編著

小野寺　悠　山形大学医学部附属病院 講師／高度集中治療センター 副センター長

執筆（掲載順）

Chapter 1　呼吸不全のアセスメント

永嶋　瞬　山形大学医学部附属病院 麻酔科 病院助教

添川清貴　山形大学医学部附属病院 麻酔科 病院助教

佐藤久仁子　東北大学病院 麻酔科 特任助手

横場正典　北里大学 医療衛生学部 臨床生理学研究室 教授／北里大学病院呼吸器内科

熊谷　謙　新潟市民病院 救命救急・循環器病・脳卒中センター 副センター長／集中治療室長

丹保亜希仁　旭川医科大学 救急医学講座 准教授

Chapter 2　人工呼吸ケア・モニタリング

渡邉　翠　山形県立中央病院 救急科

森谷真知佳　山形大学医学部附属病院 麻酔科 助教

阿部　駿　山形大学医学部附属病院 麻酔科 病院助教

後藤安宣　市立奈良病院 集中治療部 救急集中治療センター長

青木善孝　浜松医科大学医学部附属病院 集中治療部 病院講師

森山　潔　杏林大学医学部 麻酔科学教室 教授／診療科長

石山智之　山形大学医学部附属病院 臨床工学部

Chapter 3　循環動態のアセスメント

秋元　亮	山形市立病院済生館 麻酔科／手術室副室長
髙橋一則	山形県立新庄病院 救急科 地域救命救急センター長／救急部副部長
高田壮潔	山形市立病院済生館 救急科
岡野駿介	山形大学医学部附属病院 麻酔科　病院助教
早坂達哉	山形大学医学部附属病院 麻酔科 助教
角田凜太郎	山形大学医学部附属病院 麻酔科 病院助教
黒木雅大	山形大学医学部附属病院 麻酔科 病院助教
横山龍人	山形大学医学部附属病院 救急科 助教
小林忠宏	山形大学医学部附属病院 救急科 講師
菊原万希子	山形大学医学部附属病院 麻酔科 病院助教
小野寺　悠	山形大学医学部附属病院 講師／高度集中治療センター 副センター長

Chapter 4　補助循環（IABP、ECMOほか）

安孫子明博	山形大学医学部附属病院 臨床工学部 主任臨床工学技士
中村圭佑	山形大学医学部附属病院 臨床工学部
亀井祐哉	山形大学医学部附属病院 臨床工学部
鐘水健也	山形大学医学部附属病院 麻酔科 助教
亀井啓太	山形大学医学部附属病院 第一内科（腎臓内科）助教
三春摩弥	山形大学医学部附属病院 臨床工学部

Chapter 1

呼吸不全のアセスメント

換気

ICUでは
こんなときに
覚えておきたい

- これから人工呼吸の勉強を始めるとき
- 酸素濃度を上げても患者の SpO_2 が改善しないとき

人は普段どのように換気しているのでしょうか？

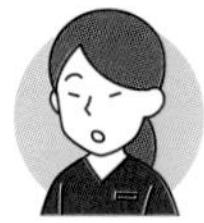

吸気と呼気により空気を入れ替えています。

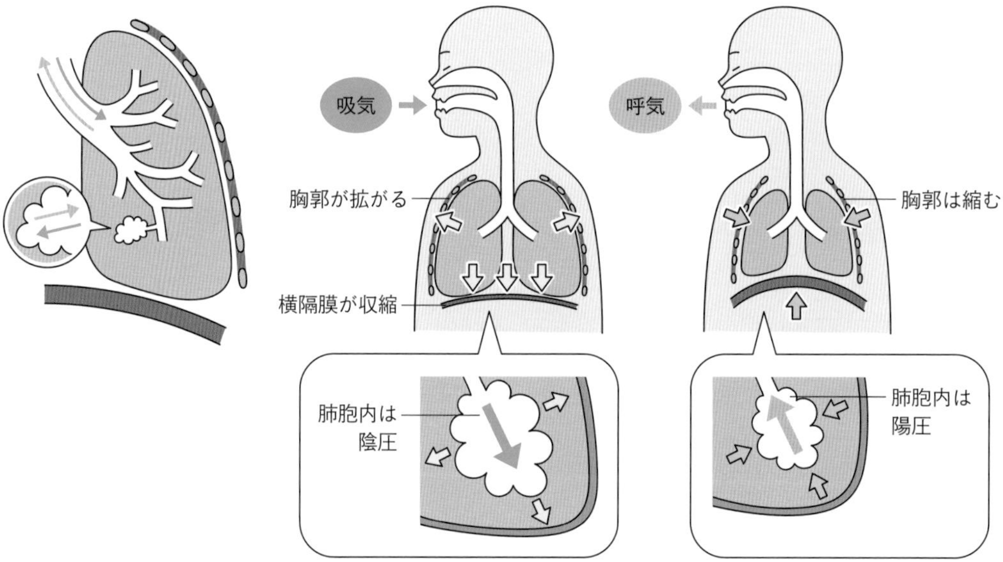

換気とは、息を吸ったり（**吸気**）吐いたり（**呼気**）することで、外の空気と肺の中の空気を入れ替えることです。自発呼吸において、吸気時に最も働くのは**横隔膜**と呼ばれる筋肉です。

●陰圧と陽圧とは？

呼吸中枢（脳幹）からの神経刺激を受けて横隔膜が収縮し、肺が収まっている**胸郭**が拡がります。胸郭の拡がりによって**胸腔内圧**は**陰圧**となり、肺が膨らみます。肺が拡がることで肺の中の**肺胞内圧**が陰圧となり、外部からの空気が気道を通って肺の中に引き込まれ、**吸気**となります。

そして吸気が終わると肺の中が**陽圧**に変わり、その力により自然に気道を通って口から空気が排出され、**呼気**となります。空気が排出されると肺は縮み、胸腔内圧が上昇して元の状態に戻ります。

●換気障害とは？

成人は通常、1 分間に 12〜22 回の呼吸をしており、1 回につき 300〜500mL の空気を吸い込んでいます（**一回換気量**）。例えば一回換気量を 500mL、1 分間に 15 回呼吸すると仮定すると、1 分間の総換気量は 500 × 15 ＝ 7,500mL となります。これを**分時換気量**といいます。

換気障害があり十分な換気量を確保できない人や、換気はできても酸素化がうまくいかない人には人工呼吸が必要となります。換気障害の原因はさまざまで、呼吸中枢、神経、胸郭、筋肉の障害、または気道閉塞などにより自力での換気が困難になる場合や、手術後、急性呼吸促迫症候群（ARDS）、肺炎などで酸素の消費量や需要が増加し、換気の補助が必要な場合などが考えられます。

●人工呼吸中の換気と自発呼吸の生理的な違い

人工呼吸が**自発呼吸**と**大きく違う**のは、**吸気**が**人工呼吸器**による**強制換気**で**行われる点**です。人工呼吸器は気管チューブなどを通して気道に陽圧を加え、肺を膨らませます。これにより胸腔内圧は上昇し、**心臓**に**戻ってくる血液量**（**静脈還流量**）は減少します。この状態は生理的な反応ではないため、長期間にわたる人工呼吸管理や、不適切な設定のもとでの使用は、生体に有害な影響を与えます。静脈還流量の減少によって血圧が低下し、腎血流量が減少することで尿量は減り、体内水分量が増加します。また、高い気道内圧は気胸、皮下気腫、縦隔気腫などの**圧外傷**や**肺胞上皮障害**（人工呼吸器関連肺損傷：VALI）を引き起こします。胸腔内圧の上昇は肺リンパ流の抑制につながり、肺に水分が溜まりやすくなります。それらは心臓や肺にさらに負荷を与えるため、心不全、呼吸不全の悪化につながります。

適切に設定された人工呼吸による換気は、多くの患者の病態を改善することが期待できます。人工呼吸中の患者の呼吸中枢の役割を担うのは、私たち医療従事者なのです。

（永嶋　瞬）

ガス交換

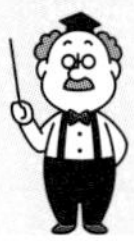

ICUでは
こんなときに
覚えておきたい

- 酸素濃度を上げても患者の SpO_2 が改善しないとき
- 人工呼吸器の設定が適切か判断するとき

ガス交換って、どこでどのように行われているのですか？

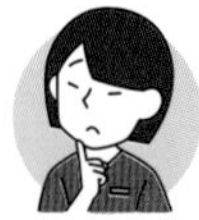

肺胞と静脈血の接点である肺胞毛細血管膜でガス交換が行われています。

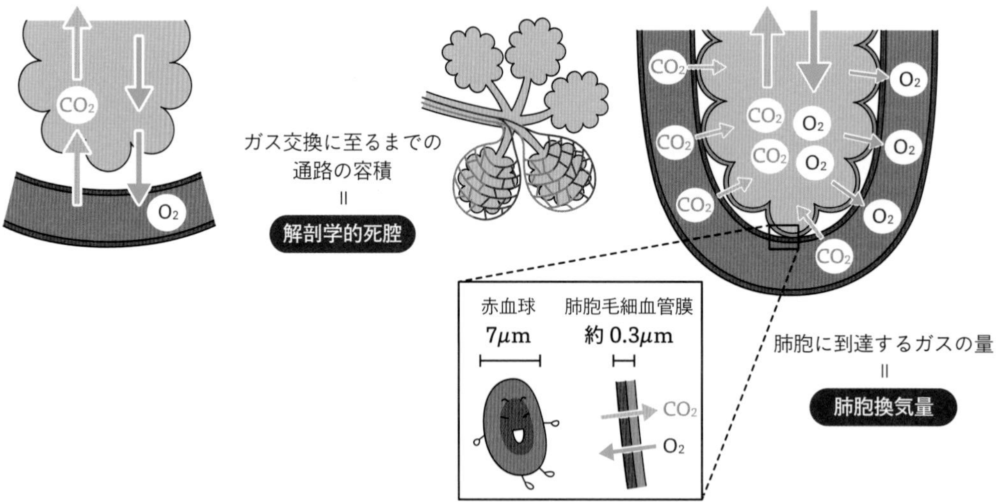

ガス交換とは、空気中の酸素を静脈血に取り込み、静脈血中の二酸化炭素を体外に放出することです。肺の最も重要な役割はこのガス交換です。

私たちが吸気で取り込んだ空気は主気管支で左右に分かれ、その先でさらに細かく枝分かれした気管支を進み、肺胞に到達します。ガス交換は、肺胞と静脈血の接点である**肺胞毛細血管膜**で行われます。そこに至るまでの通路では原則的に行われません。この通路の容積である**解剖学的死腔**が成人では約 150mL あるため、一回換気量を 500mL、1 分間に 15 回呼吸すると仮定すると、(500 − 150) × 15 = 5,250mL が 1 分間に肺胞に到達するガス量になります。これを**肺胞換気量**といいます。

静脈血はガス交換により酸素化を取り込み、動脈血に変わります。循環器系によって全身の細胞に運ばれて酸素を供給します。

●肺胞毛細血管膜の薄さの秘密

ガス交換の場である肺胞毛細血管膜はきわめて薄い構造をしており、その**厚さは約 0.3μm、総面積は 50〜100m^2** に及びます。限られた胸腔内でこれほど広大な面積を確保するために、人の肺には約 5 億個の肺胞が存在しています。**1 個の肺胞の直径は約 0.3mm** であり、容積が約 4L の肺に収まっている肺胞の総表面積は約 85m^2 に及びます。もし肺が 4L の 1 つの球であったとすると、その総表面積は 1/100 程度にしかなりません。人の肺は無数の肺胞に分割され、それらが小さな毛細血管を包み込むような構造をとっているため、**非常に効率的にガス交換を行うこと**ができるのです [1)]。

肺胞毛細血管膜の薄さはガス交換に有利に働く一方で、**簡単に損傷**されるということも意味しています。高血圧、左心不全で毛細血管圧が非常に高くなったり、過剰な圧換気で高肺気量となるように肺を膨らませたりすると容易に構造が変化してしまい、血漿成分や赤血球が毛細血管から肺胞腔内に漏れ出す事態となり得ます。これが肺水腫などの原因となります。

人工呼吸管理中は自発呼吸とは異なり、設定次第で生体に負担が生じるような換気も行えてしまうため、患者の体格や病態に合った人工呼吸器設定が重要です。

（永嶋　瞬）

酸素化

ICUでは こんなときに 覚えておきたい

☞ 呼吸不全（低酸素血症や高二酸化炭素血症）の病態について考えるとき

酸素化とはどういうことですか？

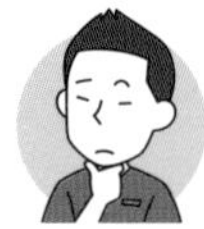

酸素化とは、呼吸により酸素が血液に取り込まれることです。

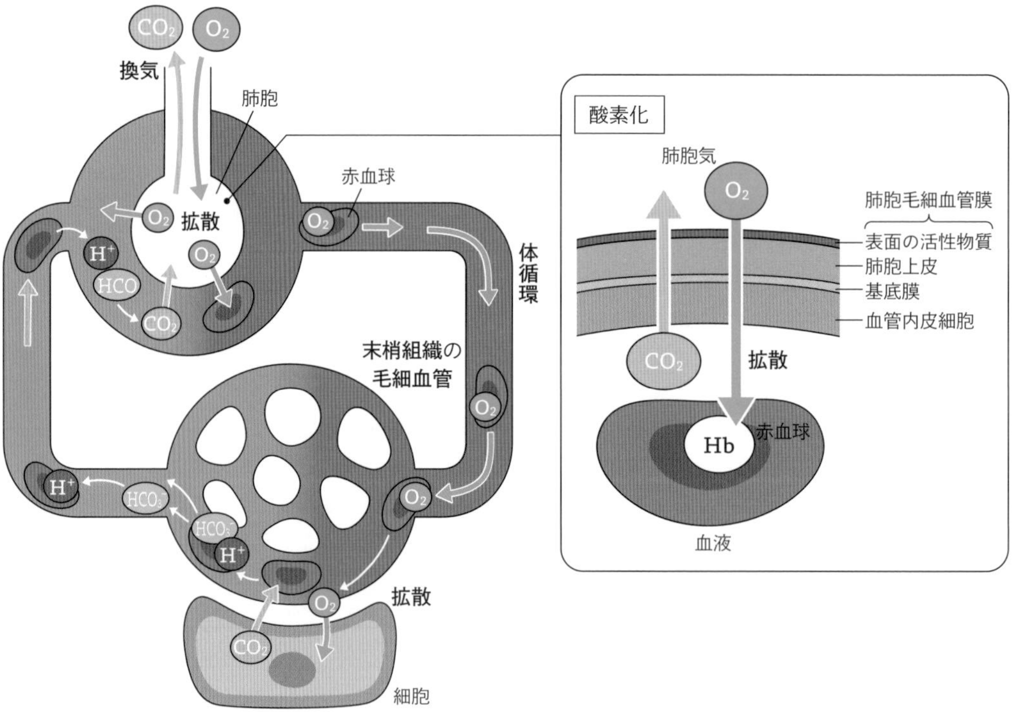

●酸素が肺に取り込まれるしくみ

吸気中の酸素は、肺胞と肺毛細血管が接する部分である**肺胞毛細血管膜**（血液ガス関門）を通過する際、酸素分圧の高い肺胞気から酸素分圧の低い肺毛細血管へと拡散されることによって移動し、肺毛細血管の中へ取り込まれます。

●拡散障害によって酸素化が障害される病態

酸素化が障害される病態として拡散障害があります。拡散障害の原因としては以下のようなものがあります。

①拡散の距離増大

肺浮腫での細胞間隙の細胞外液増大、肺炎での肺胞内面への滲出液などにより、肺胞から肺毛細血管中の赤血球までの距離が延長します。

②拡散に関わる部分の面積の減少

肺気腫による肺胞隔壁の破壊や肺切除などにより、肺胞と毛細血管の接面（＝酸素の拡散が起こる場所）が減少します。

③分圧差減少

肺胞気の酸素分圧と肺毛細血管の酸素分圧に差があることで酸素は拡散します。換気障害または血流障害により、肺胞気と肺毛細血管の酸素分圧の差が減少すると、酸素が肺毛細血管に拡散しづらくなります。

（佐藤久仁子）

拡散

ICUでは
こんなときに
覚えておきたい

- これから人工呼吸の勉強を始めるとき
- 酸素濃度を上げても患者の SpO_2 が改善しないとき
- 人工呼吸器の設定が適切か判断するとき

拡散はどのように行われているのですか？

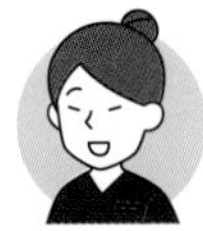

肺胞に到達したガスは、肺胞毛細血管膜を介して双方向に拡散することで移動します。

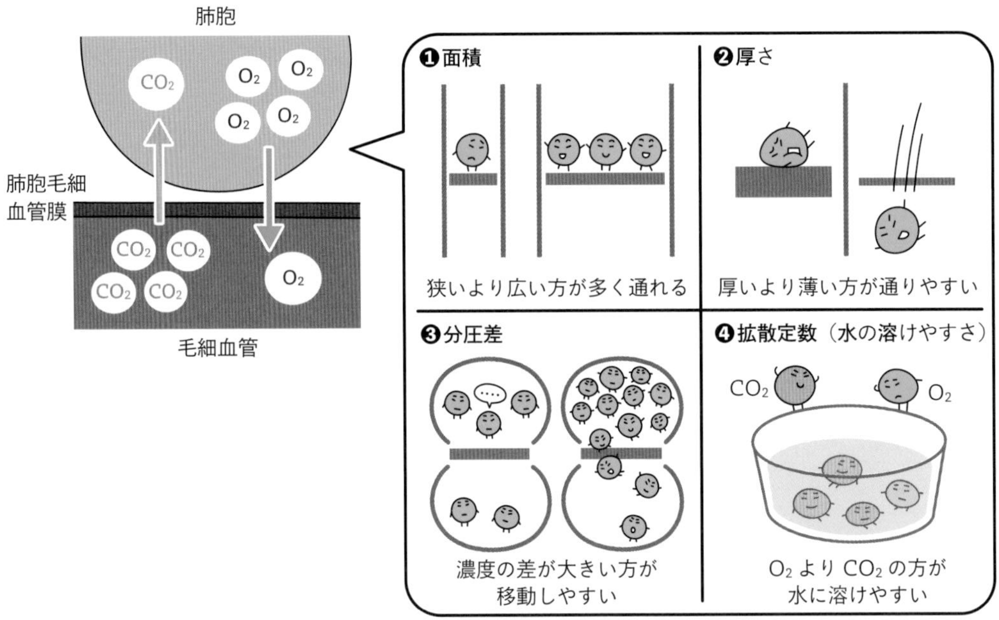

●拡散現象と Fick の法則

酸素と二酸化炭素は、空気と血液の間を拡散現象によって移動します。**拡散**とは、**物質**が**分圧差を駆動力**として、**高い方**から**低い方へ移動**することを指します。例えば、水が高いところから低いところへ流れ落ちるようなものです[1]。

肺胞に到達したガスは **Fick**（フィック）の**法則**に従い、肺胞毛細血管膜を介して双方向に拡散します。Fick の法則とは「ある**組織を介して移動する**ガスの**量は、**その**面積、**ガス**分圧差、拡散定数**に**比例し、距離**に**反比例**する」というものです。拡散定数はガスの溶解度に比例し、二酸化炭素の血液への溶解度は酸素の約 20 倍大きいため、酸素より速く拡散します。この法則を肺胞毛細血管膜の構造に当てはめると、面積は 50～100㎡と広大で、膜の厚さ（距離）は約 0.3μm しかないため、非常に理想的であることがわかります。あとは肺胞と血液中の酸素、二酸化炭素分圧差（ガス分圧差）に従って拡散します。

●拡散障害の指標

① D_{LCO} の値からわかること

肺拡散能（D_{LCO}）を簡単にいうと、**肺**から**体内へ酸素**を**取り込む能力**の**指標**です。しかし実際に酸素を使って拡散能力を調べるのは難しいため、一酸化炭素（CO）で代用します。一般的に行われているのは 1 回呼吸法と呼ばれるものです。薄めた CO を含んだ空気を限界まで吸い込み、そのまま 10 秒間息止めします。その後、一気に息を吐き、呼気中の CO の消失率を測定して、D_{LCO} を算出します。肺胞の面積が減少する肺気腫や、肺胞毛細血管膜が厚くなる間質性肺炎などで D_{LCO} の低下を認めます。これが**拡散障害**です。

② $A\text{-}aDO_2$ の値からわかること

肺胞気 - 動脈血酸素分圧較差（**$A\text{-}aDO_2$**）は、肺胞から動脈血に酸素がどれだけ効率よく移動しているかを見るために、肺胞気酸素分圧（P_AO_2）と動脈血酸素分圧（PaO_2）の差を調べたものです。取り込んだ酸素がすべて血中へ移動すればその差はゼロとなりますが、**実際**には**正常**な**人でも 5mmHg 程度の差**があります。拡散障害があるとその差は大きくなり、**20mmHg** を**超え**ると**異常**と判断します。**$A\text{-}aDO_2$** は**酸素**が**肺胞毛細血管膜**を**通る**ための**通行料**のようなもの、と覚えておくとわかりやすいでしょう。$A\text{-}aDO_2$ の値が大きいということは、何らかの原因で酸素の受け渡しが難しくなり、**"割高な状態でガス交換を運営している肺"** ということです。

$A\text{-}aDO_2 = P_AO_2 - PaO_2$ であるわけですが、実際の計算では $A\text{-}aDO_2 = (150 - PaCO_2/0.8) - PaO_2$ という式を用います（海抜 0m で室内気吸入をしている場合）。P_AO_2 を測定するといっても肺胞の中に計測器を突っ込むことはできないので、**$P_ACO_2 \fallingdotseq PaCO_2$** であることを利用します。$CO_2$ は拡散能力が高く、肺胞内と血中の分圧がほぼ等しいためです。PaO_2 と $PaCO_2$ であれば、通常の動脈血ガス分析から容易に求めることができます。

A-aDO_2 が大きくなる原因は拡散障害だけではありません。換気はしっかりできていても肺に血流が通っていないシャント（→ p.22）や、無気肺などで換気と血流にミスマッチがあり、うまくガス交換を行えない**換気血流比不均等**（→ p.20）といった問題がある場合でも酸素の受け渡しはうまくいかず、A-aDO_2 は大きくなります。

低酸素血症の主な原因は、拡散障害、シャント、換気血流比不均等に加え、換気障害による肺胞低換気の４つとなります。

（永嶋　瞬）

肺胞換気量、死腔

ICUでは
こんなときに
覚えておきたい

「ヒトの換気量ってどのくらい？」と考えたとき

肺胞換気量、死腔とは何ですか？

肺胞換気量は肺胞まで達してガス交換に関わる空気量、死腔はガス交換に関与しない空気量を指します。

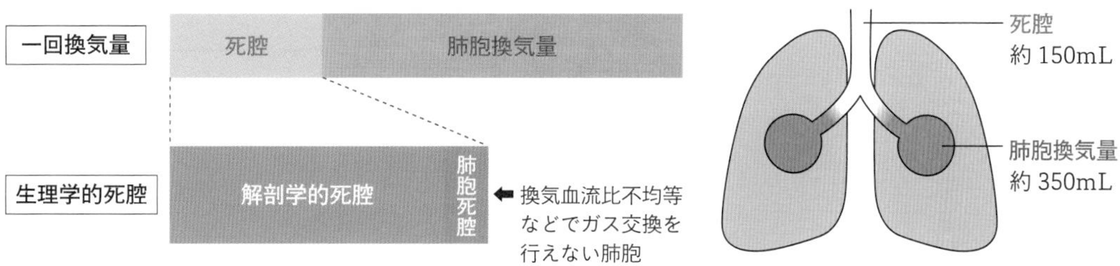

一回換気量に占める肺胞換気量と死腔の割合

一回換気量は、1回の呼吸で吸い込まれる、あるいは吐き出される空気の量であり、成人では500mL（ペットボトル1本分）程度です。吸い込まれた空気の一部は肺胞まで到達せず、鼻腔や気管、気管支などにとどまり、血液との間のガス交換には関与しません。この空気量を**死腔**といい、約150mLです。肺胞まで到達してガス交換に関わる空気量を**肺胞換気量**といい、約500mLから死腔の約150mLを差し引いた約350mLです[1)]。死腔には**解剖学的死腔**と**肺胞死腔**があり、これらを合わせて**生理学的死腔**と呼びます。

（添川清貴）

換気血流比

ICUでは
こんなときに
覚えておきたい

人工呼吸管理中に低酸素血症が起こった！ 原因を知りたいとき

換気血流比とは何ですか？

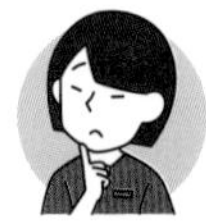

単位時間あたりの肺胞換気量（$\dot{V}_A$）と血流量（$\dot{Q}$）の比を表します。

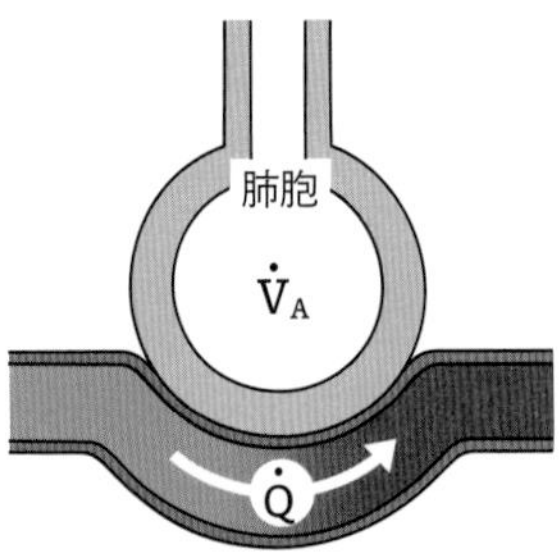

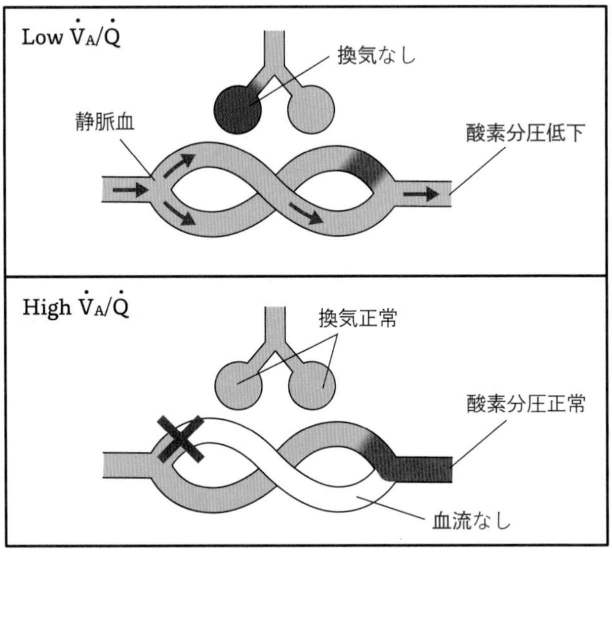

●換気血流比（$\dot{V}_A/\dot{Q}$）が崩れると効率の良いガス交換は行えない

換気が十分に行われていても、血流が不足している場合や、十分な血流があっても肺胞の換気が不十分な場合、十分なガス交換は行われません[1)]。効率の良いガス交換を行うためには、換気と血流がつり合っている必要があります。単位時間あたりの**肺胞換気量**（$\dot{V}_A$）と単位時間あたりの**毛細血管血流量**（$\dot{Q}$）の比を換気血流比（$\dot{V}_A/\dot{Q}$）といいます[2)]。

換気量と血流量のバランスが崩れた状態を**換気血流比不均等**といい、低酸素血症の原因となります。低酸素血症の原因にはほかに、肺胞低換気、拡散障害（→ p.16）、シャント（→ p.22）があります。

●低酸素性肺血管攣縮

換気血流比不均等を是正するメカニズムとして**低酸素性肺血管攣縮**があります。これは、肺胞気酸素分圧の低下により肺細動脈の収縮が起こる現象で、換気の悪い肺胞への血流を低下させることで、換気の良い肺胞への血流を増やす動きをします[2)]。

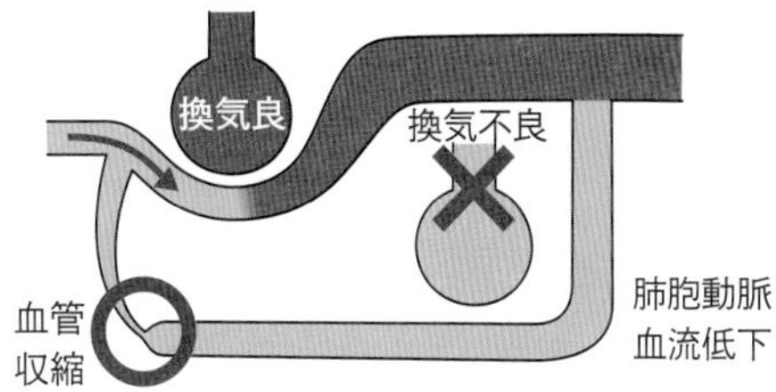

（添川清貴）

シャント

ICU では
こんなときに
覚えておきたい

- 「ヒトの換気量ってどのくらい？」と考えたとき
- 人工呼吸管理中に低酸素血症が起こった！ 原因を知りたいとき

シャントとは何ですか？

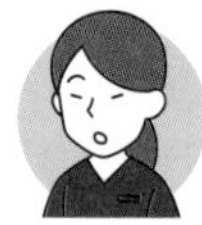

静脈血が肺胞を通らずに動脈血に流入する状態です。

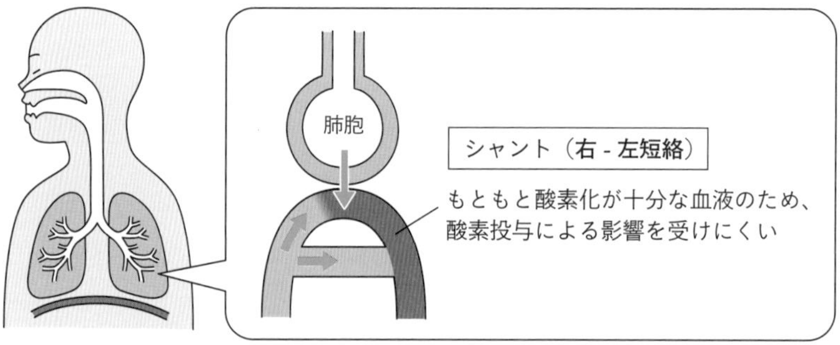

肺胞
シャント（右 - 左短絡）
もともと酸素化が十分な血液のため、
酸素投与による影響を受けにくい

シャントとは、静脈血が肺胞を経由せずに左心系に戻る状態を指します[1)]。解剖学的な異常により、静脈血が直接動脈血に流入する場合を**解剖学的**シャントといい、**先天性心疾患**や**肺動静脈瘻**などが該当します。また、有効なガス交換をしない肺胞が存在し、その肺毛細血管を通る血液がシャント血になる場合を**生理学的**シャントといい、**無気肺**や**気胸**、**肺水腫**などが該当します[2、3)]。シャントでは、肺胞を通ってきた血液はもともと十分な酸素を含んでいるため、酸素を投与してもシャント血の酸素含量には影響はほとんどありません。つまり、シャントによる**低酸素血症**には**酸素投与**は**無効**と考えられます[3)]。

（添川清貴）

MEMO

酸素運搬

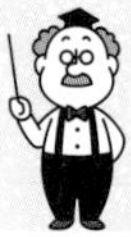

ICUでは
こんなときに
覚えておきたい

- ヘモグロビン濃度と酸素濃度の関係について考えるとき
- 敗血症やアシドーシスのために、末梢組織で酸素需要が上昇している患者をみるとき

血中に取り込まれた酸素はどのように末梢組織へ運ばれるのですか？

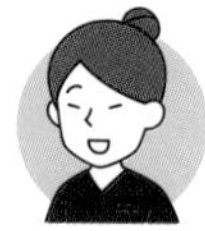

酸素の 97％は赤血球のヘモグロビンに結合することで運ばれます。

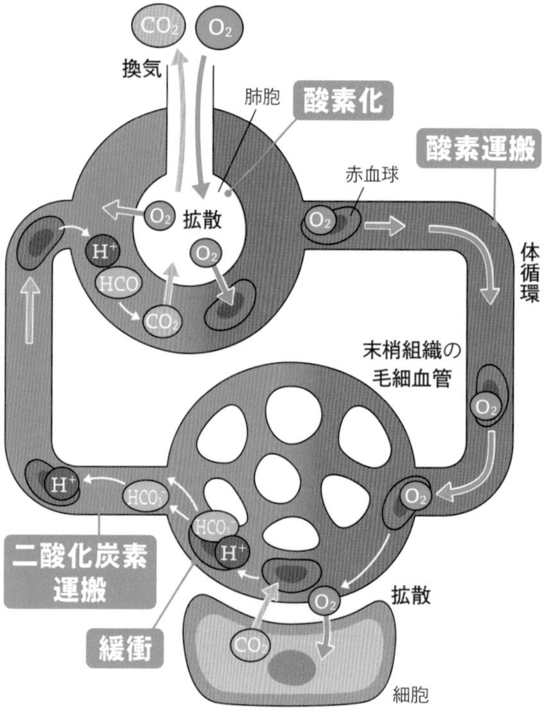

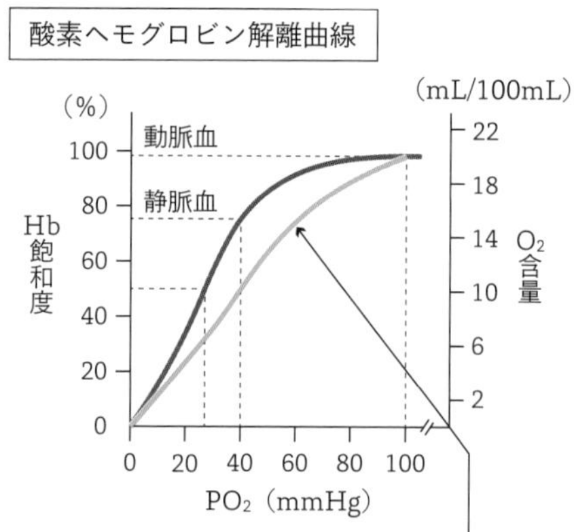

体温上昇、二酸化炭素分圧の上昇、アシドーシスがあると、曲線が右方に移動する。同じ酸素分圧でもヘモグロビン飽和度が下がると、ヘモグロビンが酸素を放出しやすくなる。

●酸素はなぜヘモグロビンと結合するの？

血液の中に取り込まれた酸素の97%は赤血球のヘモグロビンに結合し、末梢組織まで運搬されます。残りの3%は**溶存酸素**として血液に溶けて存在します。

酸素分圧の高い（酸素が豊富な）肺の毛細血管では、酸素はヘモグロビンに結合して末梢組織まで運ばれます。そして、酸素分圧の低い（酸素が不足している）末梢組織の毛細血管へ到達すると、そこで酸素がヘモグロビンから放出されます。

●酸素ヘモグロビン解離曲線が右方移動するのはなぜ？

ヘモグロビンの酸素の解離しやすさを表したのが、**酸素**ヘモグロビン**解離曲線**です。生体がアシドーシスのとき（pH低下やPCO_2上昇）、**体温**が**上昇**したときなど、末梢組織が酸素をより多く必要とする状態では酸素ヘモグロビン解離曲線は右に移動し、ヘモグロビンが酸素を放出しやすくなります。

（佐藤久仁子）

二酸化炭素運搬、緩衝

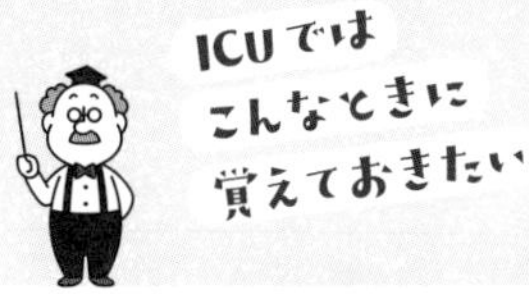

動脈血ガス分析から酸塩基平衡の変化を見るとき

末梢組織で生じた二酸化炭素はどのように排出されるのですか？

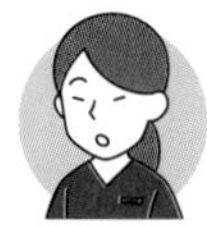

赤血球で H_2CO_3 に変換され、
さらに H^+ と HCO_3^- に解離します。

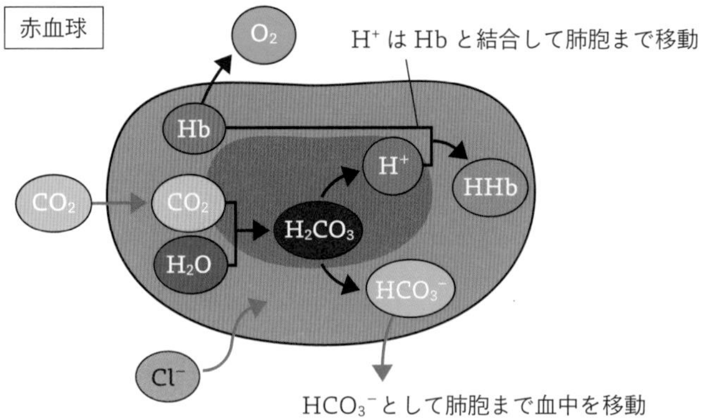

生体の代謝により末梢組織で生じた二酸化炭素（CO_2）は末梢の毛細血管に拡散し、90％は赤血球に取り込まれ、炭酸脱水素酵素の働きで**炭酸**（**H_2CO_3**）に変換されます。H_2CO_3 は解離して**水素**イオン（H^+）と**重炭酸**イオン（**HCO_3^-**）となります。

HCO_3^- は赤血球から血液内に放出され、肺の毛細血管まで運搬されます。同時に **H^+** は末梢組織で酸素（O_2）を放出した後のヘモグロビンと結合し、肺の毛細血管まで運搬されます。肺の毛細血管では、呼吸によって酸素化が進み PO_2 が上昇すると、ヘモグロビンは H^+ を放出して O_2

と結合します。放出された H^+ と HCO_3^- が結合して **CO_2** と **H_2O** となり、CO_2 は肺胞に拡散して排出されます。

緩衝とはどういうことですか？

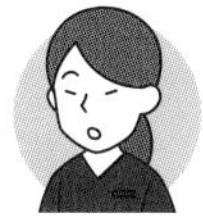

酸塩基平衡の異常を調節するために働く作用です。

細胞外液の H^+ 濃度（pH）は、ホメオスタシスによって pH 7.40 に維持されています。

pH が低下（アシドーシス）したり上昇（アルカローシス）したりすると、pH を正常な範囲に戻す働きを**緩衝作用**といいます。生体がアシドーシスやアルカローシスになると、まず**血液**の緩衝作用が働き、次に**呼吸**や**腎機能**で PCO_2 や HCO_3^- が変化し、正常な pH に調節されます。

血液の緩衝作用には、**炭酸・重炭酸塩緩衝系**、リン**酸塩緩衝系**、**血漿**タンパク**質緩衝系**、ヘモグロビン**緩衝系**があります。pH 7.40 での緩衝作用の大きさはヘモグロビン緩衝系＞＞＞血漿タンパク質緩衝系＞炭酸・重炭酸塩緩衝系＞リン酸塩緩衝系となっています。

●酸素化と換気に関係する 2 つの緩衝作用

炭酸・重炭酸塩緩衝系

CO_2 は水に溶解し H_2CO_3 となります。H_2CO_3 は赤血球や腎尿細管の細胞中の炭酸脱水素酵素の作用により H^+ と HCO_3^- に解離し、pH を調整します。また、H^+ 濃度を上げることで、ヘモグロビンが酸素を放出しやすくします（**酸素解離曲線の右方移動**→ p.24）。この緩衝系の作用は弱いものの、CO_2 は呼吸で容易に排出されるため、**生理的**には**最重要**な**緩衝系**です。

ヘモグロビン緩衝系

先述の通り、ヘモグロビンは血液中で O_2 と結合すると H^+ を解離し、末梢組織で O_2 を放出します。その際、pH は変化せずに H^+ と結合します。**血液全体の緩衝作用**の**約 70%は、この緩衝系**によるものです。

（佐藤久仁子）

自然な自発呼吸

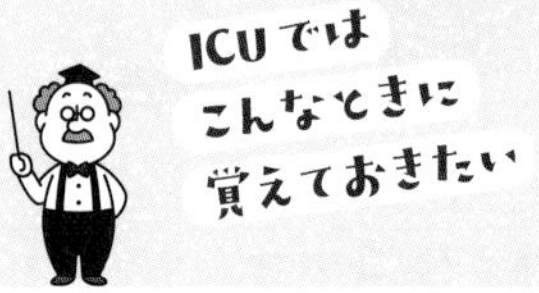

☞ 患者の呼吸を観察するとき

「自然な自発呼吸」って、そもそもどういうことですか？

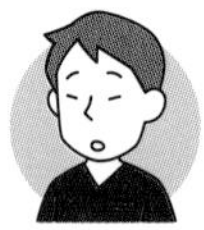

空気が抵抗なくスムーズに流れることによって成り立っている状態です。

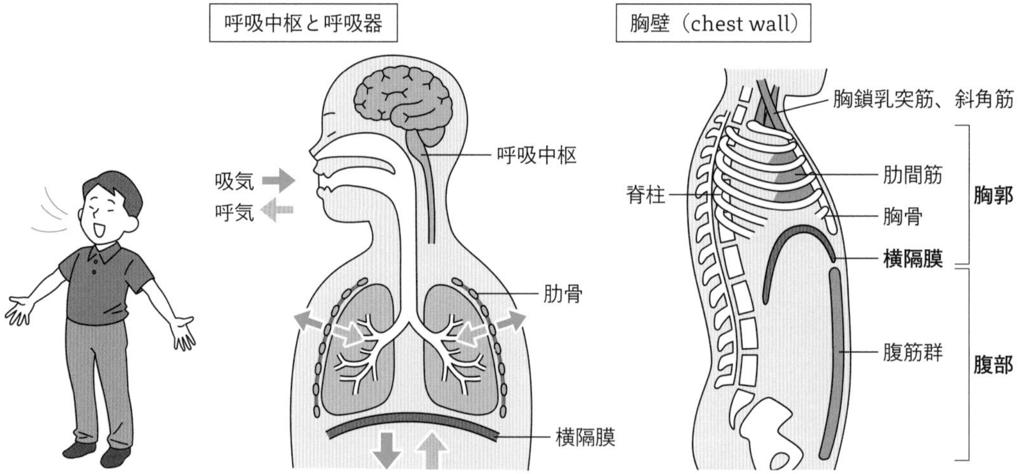

●自然な自発呼吸＝安静換気

「呼吸」とは、口腔や鼻腔から肺の中にガスを取り込み、肺胞と肺毛細血管との間でガス交換を行った後、口腔や鼻腔から肺内のガスを排出することをいいます。**延髄**にある呼吸中枢からの刺激で、吸気筋である横隔膜は収縮して足方向に下がって胸郭を拡げます。**肋間筋（傍胸骨肋間筋**

や**外肋間筋**）も収縮して胸郭を前後・左右方向に拡げます。これにより胸腔内はより陰圧となるため、肺が伸展されて気道肺胞内にガスが流入し、吸気が生じます。呼気はこれらの吸気筋が弛緩することで胸郭が縮小して胸腔内の陰圧の程度が減少します。さらに、肺自体の弾性と肺胞の表面張力によっても肺が収縮し、肺内のガスが呼出されます。これが自然な自発呼吸（**安静換気**）です。

安静換気が適切に行われるためには、口腔や鼻腔から肺胞まで、空気が抵抗なくスムーズに流れることが重要です。舌の根元が咽頭に落ち込んで気道を塞いでしまう**舌根沈下**や、**気管支喘息発作**で気管が収縮しているような状態では、自然な呼吸はできません。

●機能的残気量（FRC）とは？

呼吸運動によって、肺気量の変化と等しく体積変化を呈する体幹部分を **chest wall**（**胸壁**）と言います。chest wall は**胸郭**（**rib cage**）と**腹部**（**abdomen**）の２つのコンパートメントから成り、胸郭と腹部は横隔膜で隔てられています[1、2)]。胸郭は肋骨と胸骨、鎖骨とそれらに結合する筋群（横隔膜、肋間筋など）から構成され、腹部は肋骨弓と骨盤に連結する腹壁の筋群（腹横筋、内腹斜筋、外腹斜筋、腹直筋）から構成されます。胸郭の中にある肺は弾性力と肺胞の表面張力により、**基本的**には**小**さくなろうという**力**が働いています。

臓側胸膜と**壁側胸膜**で包まれた空間を**胸腔**といいます。胸腔内は通常は陰圧であり、胸郭内の肺を伸展し、拡張させています。このため、胸膜の一部が破れて胸腔と外界（大気）とがつながってしまう「**気胸**」を発症すると、胸腔内の陰圧が保てなくなり、肺は小さくしぼんでしまいます。肺が小さくなろうとする一方で、胸郭は拡がろうとする力を内に秘めています。例えば、最大限に息を吐き続けてから体幹の力を抜くと、胸郭が自然に拡がって吸気が起きることを実感できると思います。

肺が小さくなろうとする力と、胸郭が拡がろうとする力がちょうど**釣り合**っているのが「**安静呼気位**」と**呼**ばれる**肺気量位**です。安静呼気位は自然な呼吸での呼気の終わりであり、吸気でも呼気でもなく気道内を空気が流れていないタイミングになります。このときに肺の中に残っている気体の量を**機能的残気量**（functional residual capacity；FRC）と呼び、安静呼気位を FRC と表現することがあります。

（横場正典）

努力呼吸

ICUでは
こんなときに
覚えておきたい

- 患者が低酸素血症を呈したとき
- 人工呼吸管理の方法を検討するとき

どのような呼吸をしていたら努力呼吸と判断できますか？

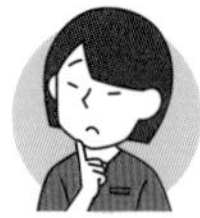

安静換気では使われない呼吸補助筋などを使って呼吸しているときです。

呼吸補助筋

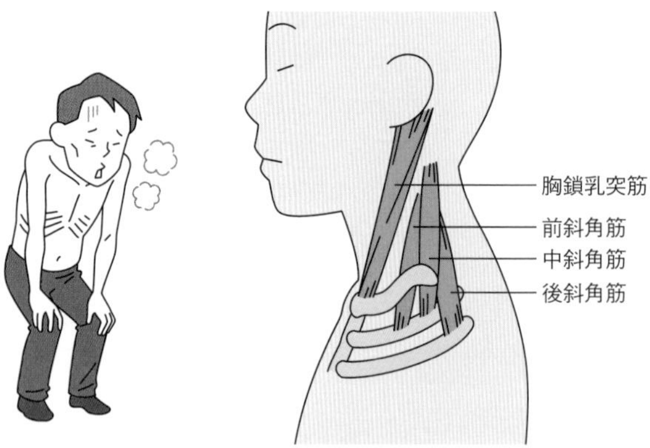

どの呼吸デバイスを選択するか

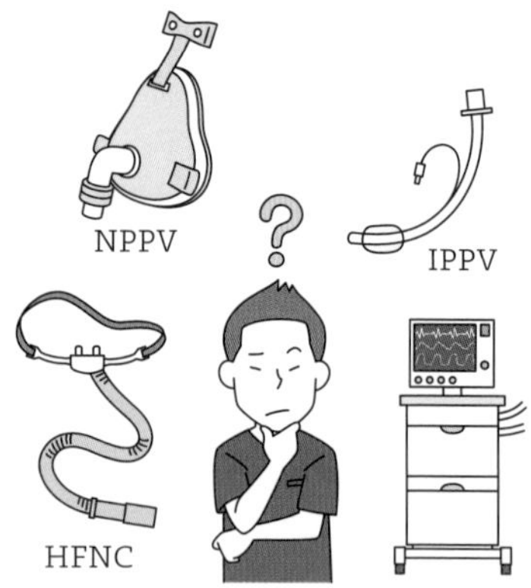

安静換気時には使われない**胸鎖乳突筋**などの呼吸補助筋を吸気時に使ったり、**内肋間筋**や**腹筋群**などの呼気筋を使って呼気を行っている状態を「努力呼吸」といいます[1、2]。

肺自体が硬く膨らみにくくなる**間質性肺炎**や**肺線維症**では、吸気時はさらに大きな**胸腔内陰圧**が必要となります。そのため、横隔膜などの吸気筋の仕事量が増すとともに、胸鎖乳突筋などの呼吸補助筋を動員することがあります。また、**胸膜の肥厚**が著しいときなども吸気時の胸郭の拡張が阻害されるため、吸気筋の仕事量が増します[3)]。

COPD（慢性閉塞性肺疾患）では残気量が増加して肺が過膨張し、胸郭が拡張した状態であるため、横隔膜や肋間筋は吸気時に効果的な収縮ができません。そのため、胸鎖乳突筋や斜角筋などの呼吸補助筋が働いて、胸骨や上位肋骨を頭側に引き上げることで、胸郭の拡張や胸腔内陰圧の上昇を補助します。**重度**の**低酸素血症**では、呼吸数や一回換気量が増加するために、呼気筋を使って**努力性呼気**を行うようになります。

●低酸素血症の患者の呼吸のみかた

患者が低酸素血症を呈したとき、まずは**自然**な**自発呼吸**か**努力呼吸**かを見てみましょう。呼吸数、呼吸のリズム、胸郭の拡張性、胸郭と腹部の呼吸運動およびその協調性に注意しながら呼吸状態を観察します[4)]。異常な呼吸パターンには、自発的な呼吸であるにもかかわらずリズムが乱れるチェーンストークス**呼吸**（→ p.42）や、胸郭の吸気時の異常な運動として見られるフーバー**徴候**（→ p.37）、胸郭と腹部の協調性の異常であるシーソー**呼吸**（→ p.39）などがあります。

拘束性換気障害のある患者では、速く浅い呼吸を行うようになり、**COPD**では胸鎖乳突筋や斜角筋の肥大、吸気時の肋間や鎖骨上窩の陥凹[5)]、**喘息発作時**では呼気時間の延長と呼気筋の動員が見られることがあります。上気道抵抗が増加している場合には、腹部の吸気運動に遅れて胸郭の吸気運動が開始される所見が見られます。

●呼吸筋疲労が見られる患者に対する呼吸補助

努力呼吸では呼吸筋の仕事量が増加し、時に**呼吸筋疲労**が生じる場合があります。このため、努力呼吸が存在する低酸素血症においては、酸素療法だけでなく、呼吸仕事量の軽減を目的として人工呼吸療法が選択されることがあります[6)]。ハイフローセラピー（HFNC）、NPPV（非侵襲的陽圧換気）、気管挿管によるIPPV（侵襲的陽圧換気）といった気道内が陽圧になる方法（**気道内陽圧方式：PAPV**）と、胸腹部に胸郭外から陰圧をかけて呼吸を補助する方法（**胸郭外陰圧方式：NETPV**）があります。どの方法で人工呼吸管理を行うかは患者の状態にもより、例えば誤嚥がある場合や気道分泌物が多いために気道確保が重要である場合はマスクによるNPPVよりもIPPVが選択されます。

※HFNC；high flow nasal cannula、NPPV；non-invasive positive pressure ventilation、IPPV；invasive positive pressure ventilation、PAPV；positive airway pressure ventilation、NETPV；negative extra thoracic pressure ventilation

（横場正典）

CO_2 ナルコーシス

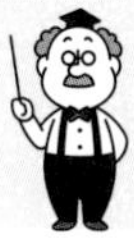

ICUでは こんなときに 覚えておきたい

☞ COPDの急性増悪への適切な対処が求められるとき

CO_2 ナルコーシスって何ですか？

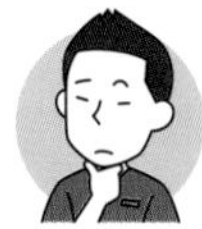

高二酸化炭素血症で意識障害を呈した状態です。

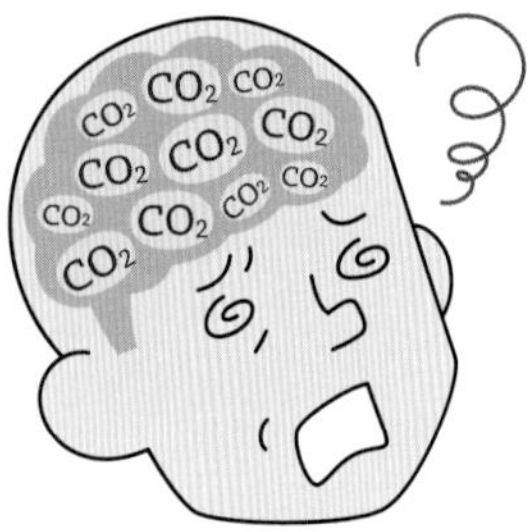

CO_2ナルコーシスの原因

①肺胞低換気	呼吸中枢抑制（薬物、低体温など）、神経筋疾患、胸郭変形など
②死腔換気増大	COPD急性増悪、気管支喘息、肺炎、 広範な肺血栓塞栓症など
③二酸化炭素産生亢進	発熱、甲状腺中毒症、敗血症など

ナルコーシス（narcosis）とは薬物などによる昏睡状態の意味で、CO_2 ナルコーシスは高二酸化炭素血症により意識障害を呈した状態を指します。意識障害のメカニズムとして、**脳脊髄液のpH低下**や**二酸化炭素**による**脳内神経伝達の変化**などが考えられています[1)]。

CO_2 ナルコーシスは、**①肺胞低換気**、**②死腔換気増大**、**③二酸化炭素産生亢進**などによる急性の高二酸化炭素血症により起こります。それぞれの原因として上記が挙げられますが、③はまれです。

どのように対応したらいいですか？

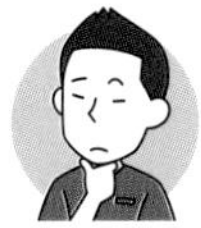

人工呼吸による換気補助が必要です。

動脈血ガス分析により高二酸化炭素血症を確認し、CO_2 ナルコーシスと診断したら、人工呼吸による換気補助が必要になります。気道閉塞や誤嚥のリスクがあるため気管挿管が原則ですが、症例によってはNPPVで気管挿管を回避できることもあります。

●酸素投与と CO_2 ナルコーシス

COPDなど慢性Ⅱ型呼吸不全の患者に高濃度酸素を投与すると、高二酸化炭素血症を来し CO_2 ナルコーシスを生じることがあります。そのような患者は低酸素に反応して呼吸刺激が出るため、酸素投与により呼吸刺激が抑制されて肺胞低換気となる、というのが従来考えられていたメカニズムです。

ところが最近の研究からは、**低酸素性肺血管攣縮の抑制**による**換気血流比不均等の悪化**や、ホールデン（Haldane）**効果**により高二酸化炭素血症を来すことが多く、呼吸刺激低下による低換気はあまり多くないとされています[1]。

※Haldane効果：血液中の酸素分圧が上がると、ヘモグロビンから二酸化炭素が遊離しやすくなること。

（熊谷　謙）

肺の過膨張

ICUでは
こんなときに
覚えておきたい

COPD患者が頻呼吸で呼吸状態が悪化しているとき

肺の過膨張って何ですか？

気腫性病変のため、息を吐ききっても残気量が多い状態です。

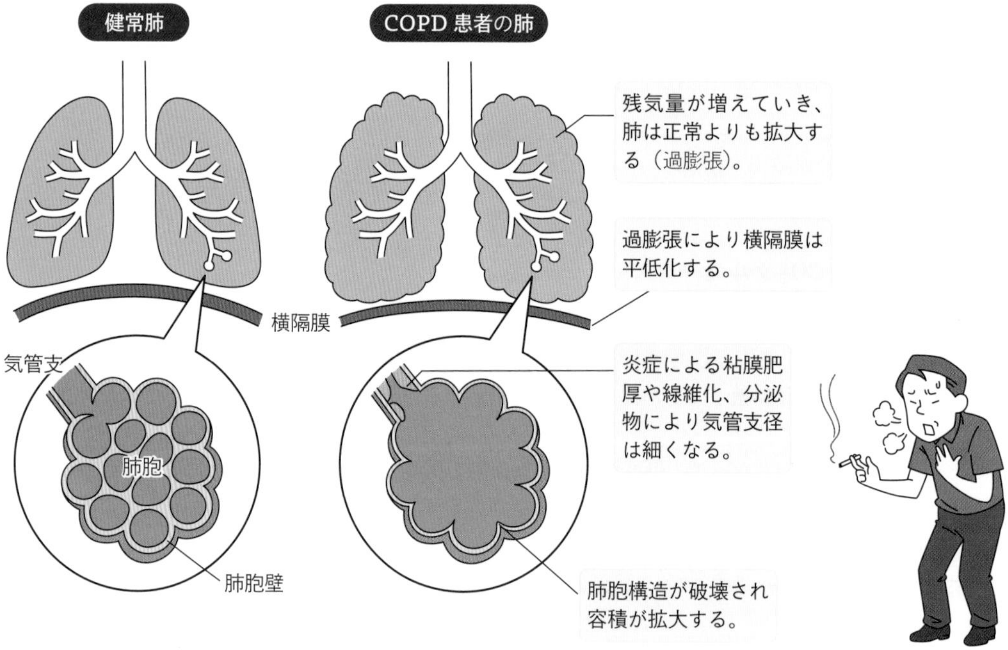

健常肺
COPD患者の肺
残気量が増えていき、肺は正常よりも拡大する（過膨張）。
過膨張により横隔膜は平低化する。
横隔膜
気管支
肺胞
肺胞壁
炎症による粘膜肥厚や線維化、分泌物により気管支径は細くなる。
肺胞構造が破壊され容積が拡大する。

●COPD の病態

COPD は肺胞構造の破壊（気腫性病変）と末梢気道狭窄により気流障害が起こる病態とされます。言い換えれば「**息が吐きにくくなる病気**」です。気腫性病変は肺の**弾性収縮力**（風船のように自ら縮もうとする性質）を低下させ、息を吐ききった状態でも健常者に比べて残気量が多く、肺が拡がったままとなります。正常よりも肺が膨張した状態を過膨張と呼びます。

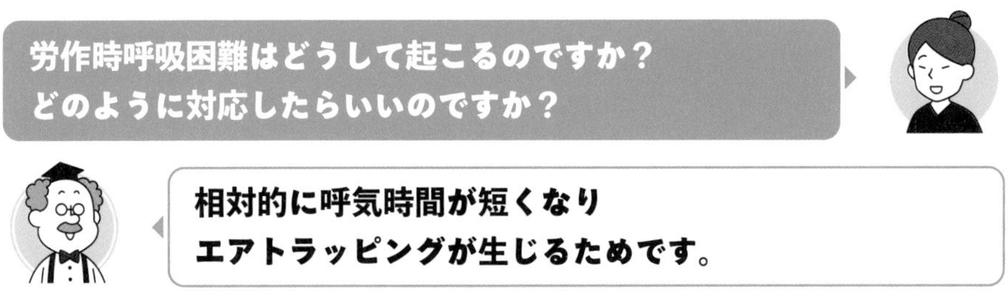

労作時呼吸困難はどうして起こるのですか？どのように対応したらいいのですか？

相対的に呼気時間が短くなりエアトラッピングが生じるためです。

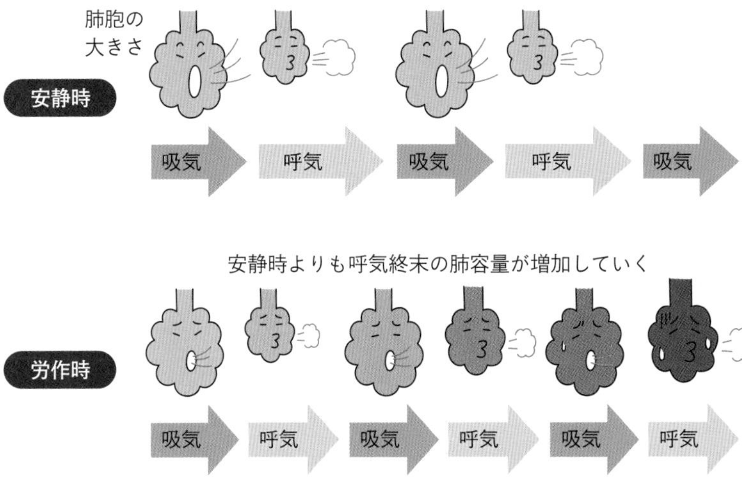

呼吸数が増えると相対的に呼気時間が短くなるため、吐ききれない空気が肺内に残り（エアトラッピング）、徐々に溜まっていくため肺過膨張が増悪する。

●動的過膨張と静的過膨張

COPD では、安静時でも肺の過膨張が見られます（**静的過膨張**）。それに加え、気流障害のために長い時間をかけないと十分な呼出ができません。労作により**換気需要**が増えて呼吸数が増加すると、相対的に呼気時間が短くなり、完全に呼出が終了する（全部吐ききる）前に次の吸気に切り替わります。これにより、**肺内に空気が残存**してしまうエアトラッピングという**現象**が生じます。労作によるエアトラッピングのために肺内の残気量が徐々に増加していくことを**動的過膨**

張といい、COPD の労作時呼吸困難の主な原因といわれています。

動的過膨張が見られる場合、**口**すぼめ**呼吸**で呼気時間を延長させたり、**気管支拡張薬**により気流障害を軽減させたりすることでエアトラッピングが減少し、症状が改善します。

●動的過膨張はどうやって評価する？

動的過膨張は**運動負荷中**に**最大吸気量**を**連続**して**測定**することで評価します。しかし、特殊な装置が必要な上に患者の負担が大きく、簡単な検査ではありませんでした。最近では、運動負荷を与えずに過呼吸後の最大吸気量の変化から動的過膨張を定量評価できる検査機器が登場し、臨床応用されています。また、人工呼吸管理中であれば、グラフィックモニターの**流量波形**を観察することでエアトラッピングを視覚的に捉えることができます。

（熊谷　謙）

フーバー徴候

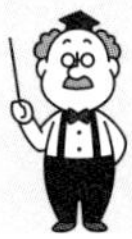

ICUでは
こんなときに
覚えておきたい

COPDの重症度を評価するとき

フーバー徴候が見られるとどんな問題があるのですか？

COPD重症者ほど高頻度に見られることから、重症度指標や予後予測因子の一つになるといわれています。

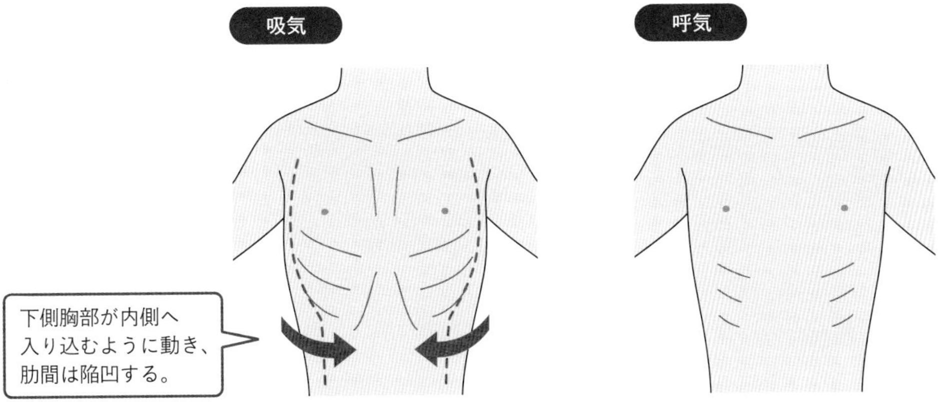

吸気
呼気
下側胸部が内側へ
入り込むように動き、
肋間は陥凹する。

●進行したCOPDに多く見られる異常呼吸パターン

フーバー徴候は、重症の末梢気道閉塞に見られる異常呼吸パターンとして100年以上前に報告されました[1)]。通常、健常者では安静吸気時に肋骨外側部（側胸部）はほとんど動かず、深吸気時には頭側に向かって上昇し、外側に拡がるような動きをします。しかし、進行したCOPDでは、吸気時に**下側胸部**が**内側へ入り込む**ような**奇異的**な**動**きをして**肋間**も**陥凹**するようになり、フーバー徴候（Hoover's sign）と呼ばれています。

この呼吸パターンは、肺の過膨張により横隔膜が平らに押し下げられ（**平低化**）、収縮時に下位肋骨に直接的に引っ張る力が加わることで生じると言われています。

ワンポイント知識

●神経内科領域の同名の徴候に注意！

神経内科領域にも**解離性運動障害**の鑑別方法として同名の Hoover 徴候があるので、混同しないように注意しましょう。

（熊谷　謙）

シーソー呼吸

ICU では
こんなときに
覚えておきたい

- 患者の呼吸の様式やリズムが「何かおかしい」と感じるとき
- モニターや人工呼吸器のアラームが鳴ったとき
- 呼吸の異常は急変の前兆かもしれない！ と思い出したとき

シーソー呼吸はどのようなときに起こりますか？

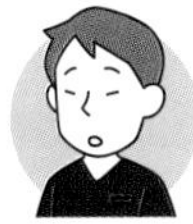

上気道の閉塞や狭窄がある場合に見られる呼吸様式です。

正常

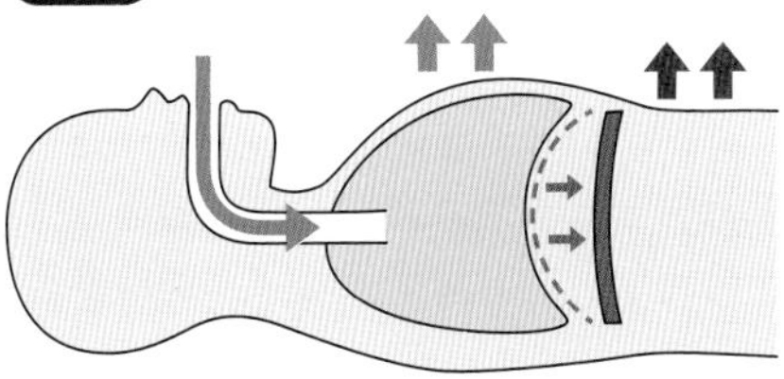

吸気
①横隔膜が収縮（→）………… 上腹部挙上（⬆）
②胸腔内が陰圧
③空気が肺に流れ込む（↳）… 前胸部が挙上（⬆）

呼気
④横隔膜が弛緩…………………… 上腹部が下がる
⑤胸郭が戻るときに息を吐く… 前胸部が下がる

シーソー呼吸

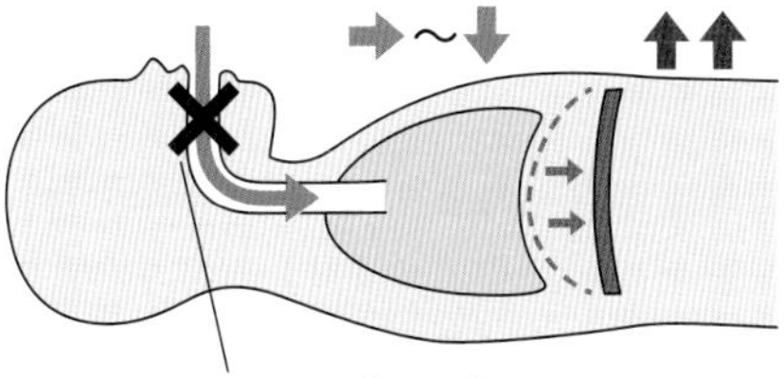

①横隔膜が収縮（→）……… 上腹部挙上（⬆）
②胸腔内が陰圧
③空気は流れ込まない
… 前胸部は平坦〜凹む（➡〜⬆）
④横隔膜が弛緩……………… 胸腹部は元通りとなる

なるほど。胸部と腹部が逆方向に動くから
シーソー呼吸と呼ばれるのですね。

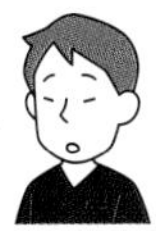

シーソー呼吸とは、「**胸部と腹部が同調して挙上せず、互いに逆方向に移動する呼吸様式**」を指します[1]。本稿では、胸腹式呼吸において上気道の狭窄や閉塞を来した場合のシーソー呼吸について解説します。

いわゆる「急変」の前兆の多くに呼吸の異常が見られます。呼吸をアセスメントするには、回数・深さ・リズムそして呼吸様式を観察する必要があります。シーソー呼吸が見られた場合は上気道の狭窄や閉塞を解除する必要があります。場合によっては緊急事態なので、上気道閉塞の原因と対処法まで知っておくべきです。

シーソー呼吸では前胸部が上がらなくなるのはなぜですか？

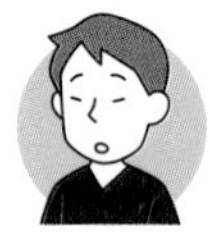

胸腔内が陰圧になっても空気が流れ込まないためです。

上気道の狭窄や閉塞がある場合でも、通常と同じように横隔膜の収縮による上腹部の挙上と胸郭の拡大による胸腔内の陰圧は起こります。しかし、**胸腔内が陰圧になっても、上気道の狭窄・閉塞により空気は流れ込まないため、前胸部は挙上しません**。陰圧が強くなると、可動性のある前胸部は内側に引っ張られて凹むこともあります。

通常は、横隔膜が収縮して足方向に下降すると、上腹部は挙上します。また胸郭も拡大して胸腔内が陰圧となるため、空気が肺に流入して前胸部が挙上します。仰臥位で上腹部や前胸部の上下の動きを見ると観察しやすいです。

●正常な仰臥位の呼吸運動

通常の胸腹式呼吸では、まず横隔膜が収縮して足方向に移動するため**腹部が挙上**します。横隔膜と外肋間筋が収縮すると胸郭は拡がり、胸腔内が陰圧となるので、肺に空気が流入して**前胸部が挙上**します。

腹部の挙上は横隔膜の収縮によるものなので、**上腹部**で挙上が見られます。胸骨と上位の肋骨の間には**肋軟骨**があり、この肋軟骨が胸郭の弾力性と可動性をもたらしています。そのため、空気の流入による胸部の挙上は**前胸部**で見られます。

●シーソー呼吸の呼吸運動

シーソー呼吸では、**吸気時に胸腔内が陰圧になったときの「受動的に空気が肺に流入する」部**

分がブロックされます。上気道の閉塞により吸気努力が強くなると、胸腔内の陰圧も上昇するために、肋軟骨がある前胸部では内側へ引っ張られる力が強くなります。観察すると少し凹むのが確認できます。シーソー呼吸は呼吸様式の異常であり、解剖をしっかり理解することが大切です。

●人工呼吸器離脱の際の呼吸アセスメント

人工呼吸器の離脱においても呼吸補助筋の過剰な使用やシーソー呼吸の有無を評価することは重要であり、**自発呼吸**トライアル（SBT）の**開始基準**とされています[2]。また、抜管後にも喉頭浮腫や高二酸化炭素血症などによる上気道閉塞が起こり得るため、呼吸様式を含めた呼吸アセスメントは必須です。

SBT；spontaneous breathing trial

（丹保亜希仁）

チェーンストークス呼吸

ICUでは
こんなときに
覚えておきたい

- 患者の呼吸の様式やリズムが「何かおかしい」と感じるとき
- モニターや人工呼吸器のアラームが鳴ったとき
- 呼吸の異常は急変の前兆かもしれない！と思い出したとき

**チェーンストークス呼吸は
どのようなときに起こりますか？**

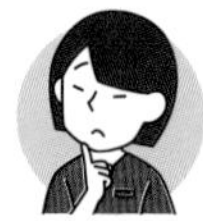

呼吸中枢での調節がうまくいかないために起こります。

**中枢性化学受容器
（延髄の腹外側に散在）**
動脈血の二酸化炭素分圧、脳脊髄液の pH の変化を感知する。

**末梢性化学受容器
（頸動脈小体）**
主に酸素分圧の変化に反応するが、二酸化炭素分圧、pH の変化も感知する。

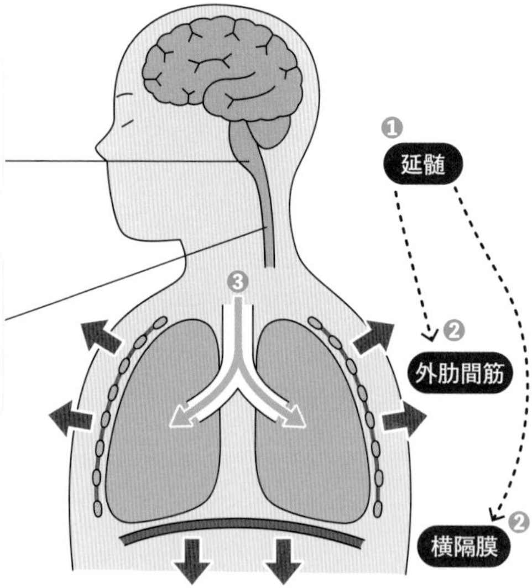

チェーンストークス呼吸における過剰な呼吸の増減

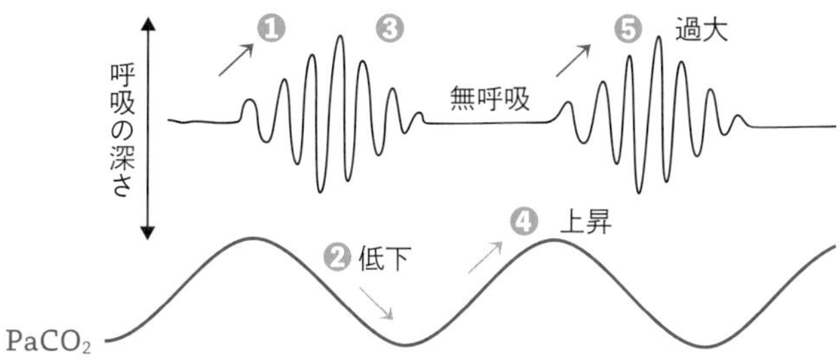

❶小さな呼吸からだんだんと過大な呼吸へ
❷ $PaCO_2$ の低下を化学受容器が感知し、呼吸中枢へ情報を伝達する
❸呼吸中枢が過剰に呼吸を抑制し、無呼吸となる
❹ $PaCO_2$ の上昇を化学受容器が感知し、呼吸中枢へ情報を伝達する
❺呼吸中枢が過剰に反応し、過大な呼吸となる（❷へ）

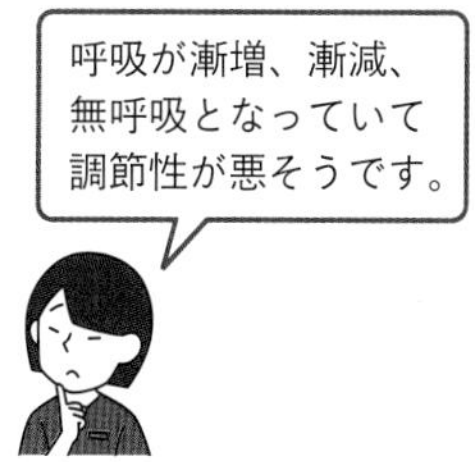

呼吸が漸増、漸減、
無呼吸となっていて
調節性が悪そうです。

●チェーンストークス呼吸が起こるメカニズム

呼吸のリズムは、動脈血の酸素分圧（PaO_2）や二酸化炭素分圧（$PaCO_2$）、pH の変化を**化学受容器**が感知し、呼吸中枢へフィードバックすることで調節されています。チェーンストークス呼吸は、$PaCO_2$ や pH、PaO_2 の**変化**に対して、**呼吸の過剰な増減が繰り返し起きている状態**です。肺から脳への循環時間の延長や化学受容器の感受性低下、呼吸中枢の過剰な反応などの呼吸調節メカニズムの異常が関わっています。心不全、中枢神経障害、鎮静、睡眠、代謝異常など、さまざまな病態で見られます。

例えば $PaCO_2$ が上昇したときには、化学受容器がスムーズに変化を感知して呼吸中枢へ情報を伝達することで、呼吸数が増加します。しかし、中枢性化学受容器が感知するまでに時間がかかる場合や、化学受容器の感受性の異常、呼吸中枢の反応性亢進などが原因となって、過剰な調節が起こり過呼吸となってしまいます。

●呼吸の調節に関わる主な受容器

呼吸中枢の中核は**延髄**にあり、横隔膜や肋間筋などの呼吸筋に指令を出して呼吸運動をコントロールしています。呼吸の調節（回数や大きさ）は、**化学受容器**や**機械受容器**（肺の伸展受容器など）が感知した情報をもとに呼吸中枢が行っています。主な受容器を以下に挙げます。

中枢性化学受容器

延髄の腹外側に存在し、$PaCO_2$、pH の変化を感知します。また、脳脊髄液の pH のセンサーでもあります（延髄は呼吸中枢としての働きのほかに、化学受容器も備えています）。

末梢性化学受容器

頸動脈小体と**大動脈小体**がありますが、成人では主に前者が作用しています。**外頸動脈**と**内頸動脈**の**分岐部**に**存在**し、主な働きは **PaO_2** の変化を感知することです。$PaCO_2$、pH の変化は主に中枢性化学受容器が感知しますが、末梢性化学受容器も少し関わっています。

伸展受容器

肺胞や気管にあり、機械的な伸展を感知します。過大な呼吸となった場合に呼吸を抑制するようなフィードバック**作用**があります。

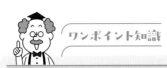

ワンポイント知識

●チェーンストークス呼吸の名前の由来

チェーンストークス呼吸（Cheyne-Stokes respiration）は、John Cheyne 医師と William Stokes 医師の名前にちなんで名付けられました。Stokes 医師は、アダムス・ストークス症候群の名前の由来にもなっています。

呼吸の異常は非常に重要なサインです。急変を未然に防ぐチャンスかもしれませんし、新しく出現した病態を見つけるきっかけにもなります。モニターや人工呼吸器がアラームを鳴らしても、われわれがしっかりと呼吸を観察しなければ異常を見逃してしまいます。アラームの判別と呼吸の観察を組み合わせることで、チェーンストークス呼吸は容易に発見できます。

（丹保亜希仁）

引用・参考文献

ガス交換

1） JOHN B.WEST．桑平一郎訳．ウエスト 呼吸生理学入門．正常肺編．東京，メディカル・サイエンス・インターナショナル，2009，218p.

酸素化

1） 大地陸男．"16 章 呼吸"．生理学テキスト．第 3 版．東京，文光堂，2000，348-9.

拡散

1） 江木盛時ほか責任編集．特集 酸素療法．INTENSIVIST．10（2），2018，285-307.

肺胞換気量、死腔

1） 坂井建雄ほか．"1 回換気量・死腔・肺胞換気量"．系統看護学講座 専門基礎分野 人体の構造と機能①解剖生理学．第 10 版．東京，医学書院，2018，128.

換気血流比

1） 坂井建雄ほか．"呼吸の神経性調節""化学受容器"．系統看護学講座．専門基礎分野．人体の構造と機能①解剖生理学．第 10 版．東京，医学書院，2018，134-5.
2） 医療情報科学研究所編．病気がみえる vol.4：呼吸器．第 2 版．東京，メディックメディア，2013，28.

シャント

1） 岡田隆夫編．カラーイラストで学ぶ 集中講義 生理学．改訂 2 版．東京，メジカルビュー社，2014，207.
2） 医療情報科学研究所編．病気がみえる vol.4：呼吸器．第 2 版．東京，メディックメディア，2013，25.
3） 坂井建雄ほか総編集．カラー図解 人体の正常構造と機能．改訂第 2 版．東京，日本医事新報社，2012，39.

酸素運搬

1） 細川康二ほか．血流による酸素の輸送．INTENSIVIST．10（2），2018，309-17.

二酸化炭素運搬、緩衝

1） 大地陸男．"16 章 呼吸"．生理学テキスト．第 3 版．東京，文光堂，2000，351-3.
2） "21 章 酸塩基平衡"．前掲書 1），471-5.

自然な自発呼吸

1） Macklem, PT. "Act of breathing : The ventilatory pump". Physiological Basis of Respiratory disease. Hamid, Q. et al. eds. BC Decker, Hamilton, 2005, 61-7.
2） De Troyer, A. Actions of the respiratory muscles. 前掲書 1），263-75.

努力呼吸

1） 日本救急医学会．医学用語解説集．"努力呼吸"．https://www.jaam.jp/dictionary
2） 日本呼吸療法医学会 自発呼吸アセスメント指針作成ワーキンググループ．"努力性呼吸と呼吸補助筋"．自発呼吸アセスメント指針．2019，24-33．http://square.umin.ac.jp/jrcm/pdf/jihatsukokyu_191024.pdf
3） 東條尚子ほか編．"呼吸器系検査"．最新 臨床検査学講座 生理機能検査学 第 2 版．東京，医歯薬出版，2022，169-229.
4） 岩本志津．"呼吸の評価法－問診，視診，触診，打診，聴診－"．呼吸アセスメント 呼吸ケアのためのチーム医療実践ガイド．日本呼吸ケアネットワーク（JRCN）編．田中一正監修．東京，メジカルビュー社，2006，22-39.
5） 日本呼吸器学会 COPD ガイドライン第 6 版作成委員会編．COPD（慢性閉塞性肺疾患）診断と治療のためのガイドライン 第 6 版 2022．東京，日本呼吸器学会，2022，58.
6） 日本呼吸器学会 NPPV ガイドライン作成委員会編．NPPV（非侵襲的陽圧換気療法）ガイドライン．改訂第 2 版．東京，日本呼吸器学会，2015，157p.
7） 千原幸司．"chest wall と肺－相互関係の異変と修復－"．佐藤二郎監修．呼吸のバイオロジー なぜ呼吸は止められるか．LiSA 増刊．東京，メディカル・サイエンス・インターナショナル，2004，20-5.

CO_2 ナルコーシス

1） Drechsler, M. et al. Carbon Dioxide Narcosis. StatPearls [Internet]. 2020. https://www.ncbi.nlm.nih.gov/books/NBK551620/

フーバー徴候

1) Hoover, CF. The diagnostic signficance of inspiratory movements of the rib costal margins. Am J Med Sci. 159, 1920, 633-46.

シーソー呼吸

1) 日本呼吸療法医学会 自発呼吸アセスメント指針作成ワーキンググループ．自発呼吸アセスメント指針. 2019. http://square.umin.ac.jp/jrcm/pdf/jihatsukokyu_191024.pdf
2) 3学会（日本集中治療医学会，日本呼吸療法学会，日本クリティカルケア看護学会）合同人工呼吸器離脱ワーキング．人工呼吸器離脱に関する3学会合同プロトコル．2015. http://www.jsicm.org/pdf/kokyuki_ridatsu1503b.pdf

Chapter 2

人工呼吸ケア・モニタリング

気道抵抗

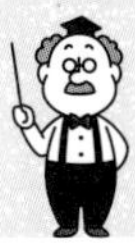

ICUでは
こんなときに
覚えておきたい

気道内圧上限アラームが作動し、患者の呼吸とグラフィックモニターを確認するとき

そもそも気道抵抗って何ですか？

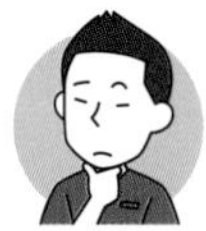

吸気時に、肺へのガス流入を妨げようとする力のことです。気道抵抗が上昇する原因には次の３つが挙げられます。

気道内圧の２要素

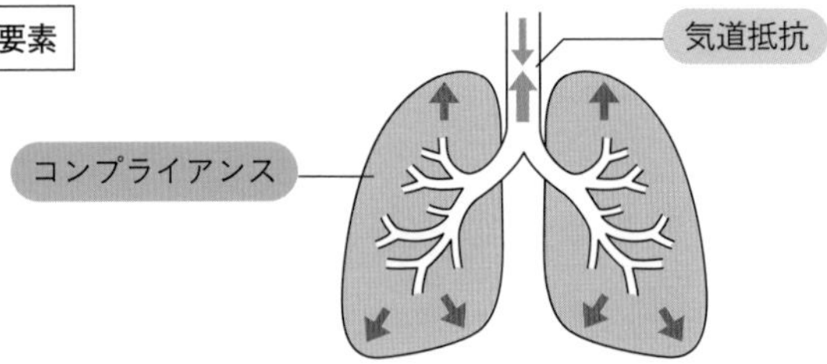

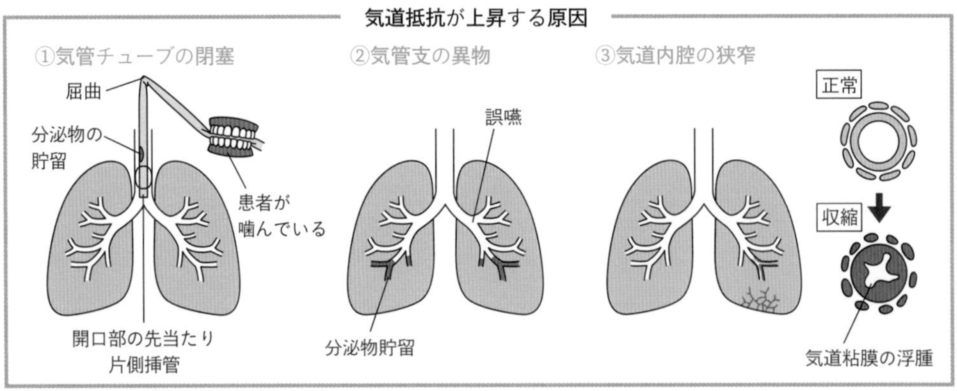

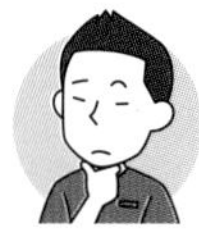

人工呼吸管理中に気道抵抗が上昇すると、グラフィック波形はどのように変化しますか？

気道内圧の変化はピーク圧とプラトー圧に現れます。気道抵抗が上昇するとピーク圧が上昇します。

気道内圧とグラフィックモニター

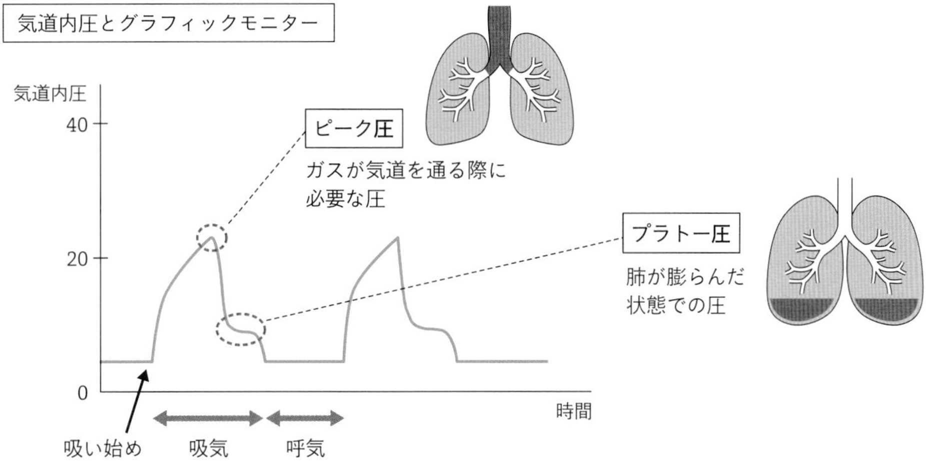

人工呼吸器が吸気時に同じ流量のガスを送ろうとするとき、気道抵抗が上昇すると気道内圧も上昇します。気道抵抗が上昇するだけでコンプライアンスの変化がなければ、通常はピーク圧（最高気道内圧）のみが上昇し、プラトー圧は変化しません。

気道内圧は、「**気道抵抗**により**発生する圧**」と「コンプライアンスにより**発生する圧**」の**総和**です。ここでは気道抵抗について説明します。

一般的に「流量」「圧」「抵抗」の関係は、オームの**法則**のように【圧＝流量×抵抗】となります。これを陽圧人工呼吸に当てはめると、圧は「**気道内圧**」、流量は「**酸素・空気の流量**」、抵抗は「**気道抵抗**」となります。気道抵抗は気道内腔の太さによって一定で、太ければ低く、細ければ高くなります。気道が狭くなり、気道抵抗が上昇する原因としては、気管チューブの折れ曲がりや先当たり、分泌物貯留、気管支痙攣や喘息、肺気腫や気道浮腫などが挙げられます。

●ピーク圧とプラトー圧の確認方法

人工呼吸管理中の気道内圧上昇の際は、ピーク圧とプラトー圧を確認することが原因検索に有用です。ピーク圧（PIP、Ppeak）とは吸気時に生じる最も高い圧で、空気が気道を通っていくときに生じる圧です。プラトー圧（Pplat）は吸気が終了し空気の流れが止まったときにかかる圧で、肺胞にかかる圧を反映しています。プラトー圧は**気道の病変**では**上昇**せず、**肺や胸郭の病変**で**上昇**します。

ピーク圧とプラトー圧はどこを見ればわかるでしょうか？ ピーク圧は通常、人工呼吸器のモニター上に数値で表示されています。プラトー圧は人工呼吸器を**量規定換気**モードにした上で「**吸気ポーズ**」ボタンを押すと測定できます。また、どちらもグラフィックモニターで気道内圧－時間の波形を見ることでも確認できます。ピーク圧は **30cmH_2O** を超えると上昇していると判断します。

気道内圧アラームが鳴り、ピーク圧が高くプラトー圧が正常の場合は、気道抵抗が上昇していると想定し、患者の観察や診察、必要な検査を行い、原因を見つけて対処しましょう。

（渡邉　翠）

オート PEEP

ICUでは
こんなときに
覚えておきたい

☞ オート PEEP の発生原因・問題点・対処法を知りたいとき

オート PEEP とは何ですか？

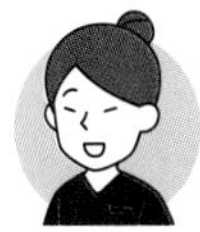

人工呼吸器の設定値以上に発生する呼気終末の圧です。

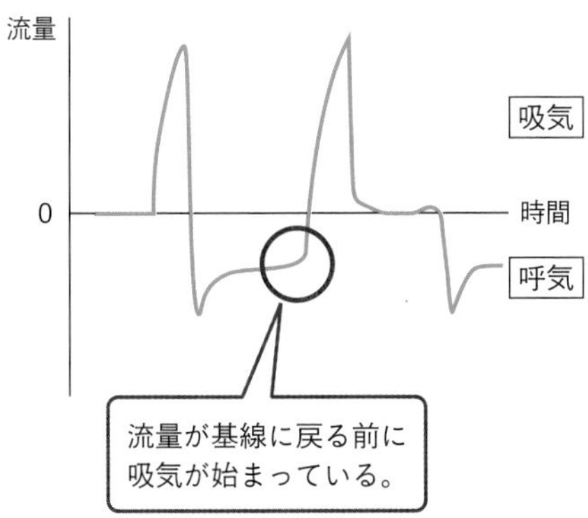
流量
0
時間
吸気
呼気
流量が基線に戻る前に
吸気が始まっている。

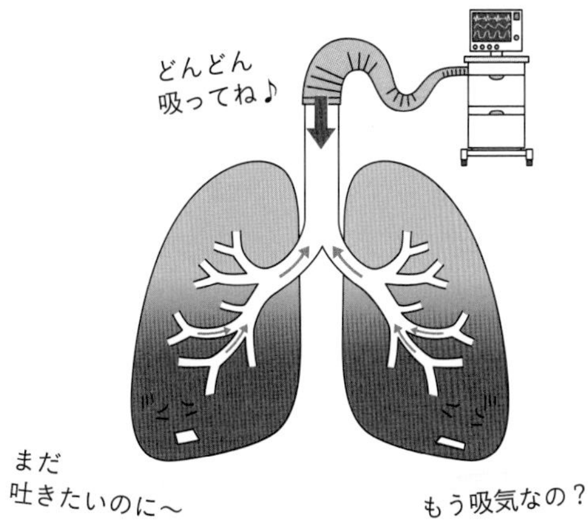
どんどん
吸ってね♪
まだ
吐きたいのに～
もう吸気なの？

まず、**PEEP**（positive end-expiratory pressure：**呼気終末陽圧**）とは吸気が始まる直前の気道内圧のことです。通常、人工呼吸管理中であれば、肺胞虚脱予防のために人工呼吸器でPEEP が発生するように設定します（**外因性 PEEP**）。何らかの原因で肺からガスを吐ききれず、人工呼吸器の設定値以上に発生した呼気終末の圧をオート PEEP（auto-PEEP、**内因性 PEEP**）といいます。

オート PEEP が発生すると人工呼吸器の波形にはどのような変化が見られますか？

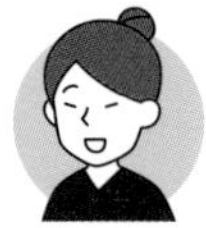

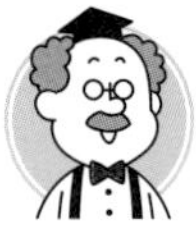

呼気終末の流量が基線に戻る前に吸気が始まります。

人工呼吸器の流量波形を見ると、呼気終末で、流量が基線に戻る前に吸気が始まっていることがわかります。これは、**患者**がまだ**息**を**吐**いている**途中**で**次**の**吸気**が**始**まっていることを示しています。

息を吐いている途中で次の吸気が始まると、患者の肺の中には吐ききれなかったガスが少しずつ溜まっていきます。この吐ききれずに残ったガスで形成される圧をオート PEEP と呼びます。オート PEEP は人工呼吸器の**呼気**ホールドボタンを押すと測定できます。

●オート PEEP が発生する原因

オート PEEP は主に 3 つの原因で発生します。**1 つ目**は**呼吸数**が多いときです。1 回の呼吸時間が短くなるので、呼気時間が十分でないとオート PEEP が発生します。**2 つ目**は**気道**に**狭窄**があるときです。呼気流量が低下することで完全に吐ききるまでに時間がかかり、オート PEEP が発生しやすくなります。**3 つ目**は**気道**に**虚脱**しやすい**場所**があるときです。その部分が閉塞してしまうと末梢からの呼出が制限され、オート PEEP が出現します。

オート PEEP が出現すると何がよくないのですか？

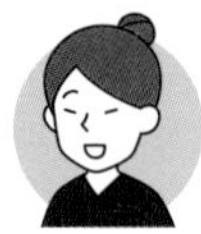

人工呼吸器が患者の吸気を正しく感知できなくなります。

人工呼吸器は、患者の自発吸気による気道内圧の低下を感知して吸気を送っています。しかし、オート PEEP が存在する場合、患者がオート PEEP の分だけ余計に吸わないと中枢気道内圧が低下しないので、人工呼吸器は患者の吸気を感知できない「ミストリガー」という苦しい状況を作り出してしまいます。このような状況では、呼吸仕事量が増大し、循環動態にも影響を与えてしまうこともあります。また、オート PEEP の圧が高くなると気道内圧の上昇にもつながります。その結果、ピーク圧やプラトー圧が上昇することになります。

●オート PEEP が発生した場合の対処法

強制換気中であれば、余分なガスをしっかり吐かせるために呼気時間を長くすることや、**気管支拡張薬**の使用が有効です。人工呼吸器が自発吸気に同調するモードのときに、オート PEEP の影響でミストリガーしている場合は、**PEEP 圧の設定**を上げることで人工呼吸器が患者の吸気をトリガーしやすくなります。

患者の自発呼吸数が増加してオート PEEP が**発生**している**場合**は、鎮静薬や筋弛緩薬を使用して呼吸数を減らすこともあります。ただし、鎮静薬や筋弛緩薬にはデメリットもあるので、全身状態などを見て総合的に判断する必要があります。

（渡邉　翠）

肺コンプライアンス

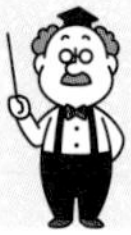

ICUではこんなときに覚えておきたい

- 肺コンプライアンス評価により戦略的に人工呼吸管理を行いたいとき
- より最適な PEEP 設定にしたいとき

肺コンプライアンスが低下するのはどんなときですか？

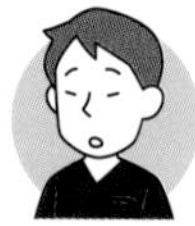

肺炎や ARDS、肺水腫、肺胞出血などの病態で低下します。

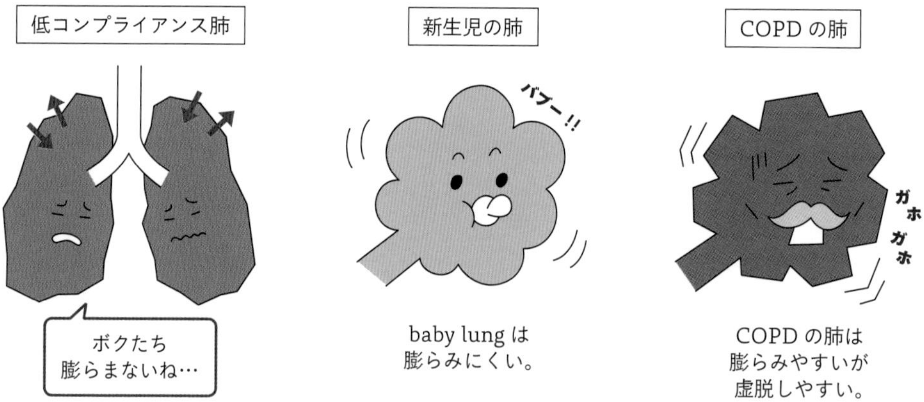

低コンプライアンス肺
ボクたち膨らまないね…
新生児の肺
バフー!!
baby lung は膨らみにくい。
COPD の肺
ガホガホ
COPD の肺は膨らみやすいが虚脱しやすい。

新生児の肺はコンプライアンスが低く、
COPD ではコンプライアンスは高くなります。

肺コンプライアンスは、**量の変化**（⊿V）÷**圧の変化**（⊿P）で求めることができます。つまり、人工呼吸器の圧設定が同じでも、肺コンプライアンスが低下すると換気量が少なくなります。肺炎やARDS（急性呼吸促迫症候群）、肺水腫、肺胞出血などの病態では肺コンプライアンスが低下します。

肺コンプライアンスが低下した病態で酸素化を改善させるにはどうしたらよいでしょうか？

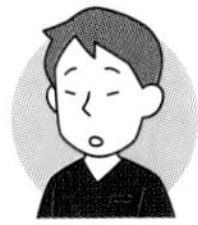

リクルートメント手技が有効です。

肺胞の開存を保ち、酸素化を改善するためには、**適切**なPEEPが必要です。虚脱した肺胞が局在している場合、ガスは虚脱部分には流れず、開通している肺胞でしか換気されません。このような場合には、虚脱した肺胞を再開放させるために、高い気道内圧で一定時間加圧するリクルートメント**手技**（recruitment maneuver）が有効です。ただし、リクルートメント手技には肺胞の過伸展による**肺損傷**や**気胸**などのリスクが伴います。適宜病態のアセスメントを進めつつ、コンプライアンスが低下した肺胞が局在する可能性があればCTなどでの評価が必要です。

ワンポイント知識

●電気インピーダンストモグラフィ（EIT）

換気の局在性を評価する方法として、電気インピーダンス法を応用した電気インピーダンストモグラフィ（electrical impedance tomography；EIT）があります。EITとは、皮膚に接触させるように巻き付けた電極付きバンドを用いて、電極間における生体内電気抵抗を測定し、それをリアルタイムで画像化するモニタリング法です。

空気は**電気抵抗**が**大きく**、**水分**は**電気抵抗**が**小**さいため、呼吸により胸腔内に空気が流入すると胸腔内の電気抵抗は大きくなります。つまり、**局所的な含気状態の変化**が可視化でき、リクルートメント手技による肺コンプライアンスの改善の度合いを知ることができます[1)]。

（森谷真知佳）

胸郭コンプライアンス

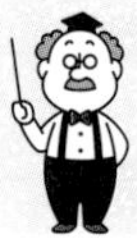

ICUでは
こんなときに
覚えておきたい

- 胸郭のコンプライアンス評価により戦略的に人工呼吸管理を行いたいとき
- 低プラトー圧を目指して介入したいとき
- より最適な PEEP 設定にしたいとき

胸郭コンプライアンスはどのように測定しますか？

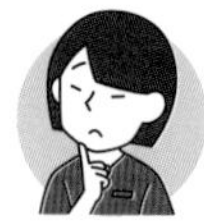

食道内圧から推定します。

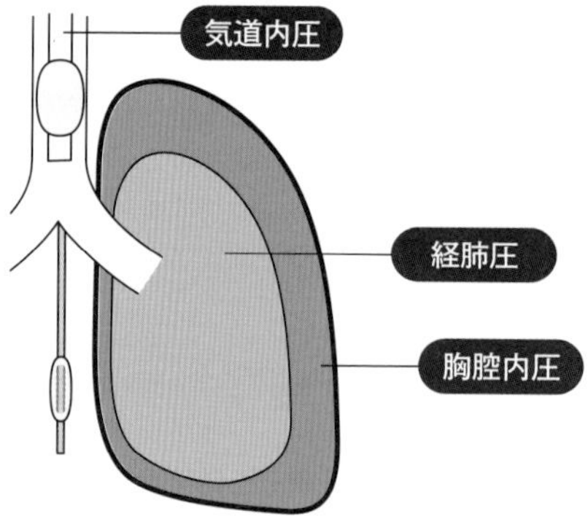

実際に肺にかかる圧＝経肺圧
経肺圧＝気道内圧－胸腔内圧
≒気道内圧－食道内圧

胸郭コンプライアンスは食道内にバルーンカテーテルを挿入し、食道内圧から推定して評価します。**食道下部 1/3 で測定する圧は、胸腔内圧とよく相関する**といわれています。**食道内圧**（≒**胸腔内圧**）と**経肺圧**を分けて考えることで、適切な PEEP の決め方や、呼吸管理のアプローチも変わってきます。

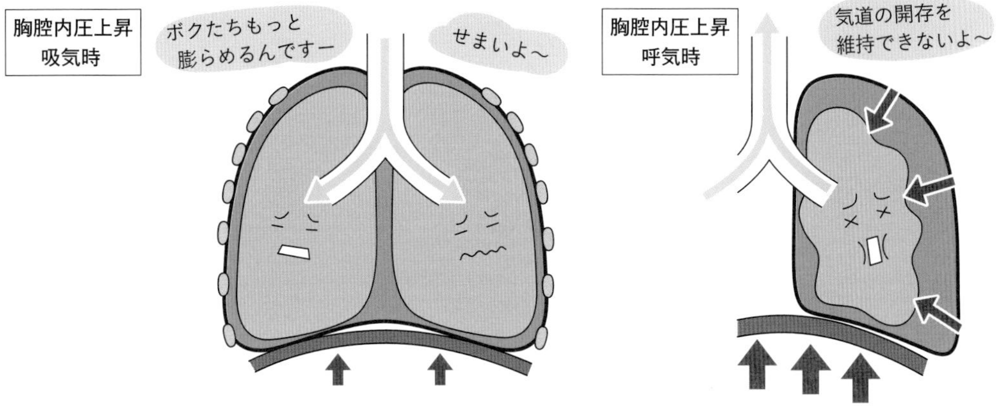
胸腔内圧上昇
吸気時
ボクたちもっと
膨らめるんですー
せまいよ～
胸腔内圧上昇
呼気時
気道の開存を
維持できないよ～

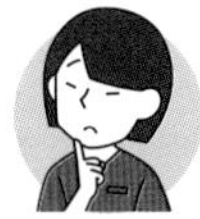

胸郭コンプライアンスはどのような場面で評価が必要になりますか？

胸郭運動に制限がある場合や、胸郭コンプライアンスが低下する病態でも評価します。

陽圧換気中は肺保護のために少しでもプラトー圧を下げる努力が必要です。しかし、胸郭運動が制限されている場合は、肺の状態が悪化していなくても換気量を確保するために高いプラトー圧が必要とされます。

胸郭コンプライアンス低下の原因としては**肥満**、**胸水**、**胸部**の**皮下浮腫**、**腹水**、**腹腔内圧**の**上昇**などがあり、胸水や腹水穿刺で改善することもあります。人工呼吸管理中に気道内圧上昇が見られた場合は、NOMI（non-occlusive mesenteric ischemia：非閉塞性腸管虚血）や**腹部**コンパートメント**症候群**のような胸郭コンプライアンス悪化の病態についても鑑別していく必要があります。

●経肺圧を参考に PEEP を設定するには？

胸郭コンプライアンスが低下した状態では呼気終末の胸腔内圧が陽圧であることも多く、経肺圧を参考に PEEP を設定することにより肺コンプライアンスの改善かつ過膨張も避けられる可能性があります。また、F_IO_2 も低く設定することができます。

下記のグラフィックモニターを見てみましょう。**呼気時の経肺圧は－ 5.7cmH$_2$O の陰圧となり、肺がつぶれてしまっている状態**です。つまり、さらに 5.7cmH$_2$O 以上の圧を上乗せすると適切な PEEP になります。

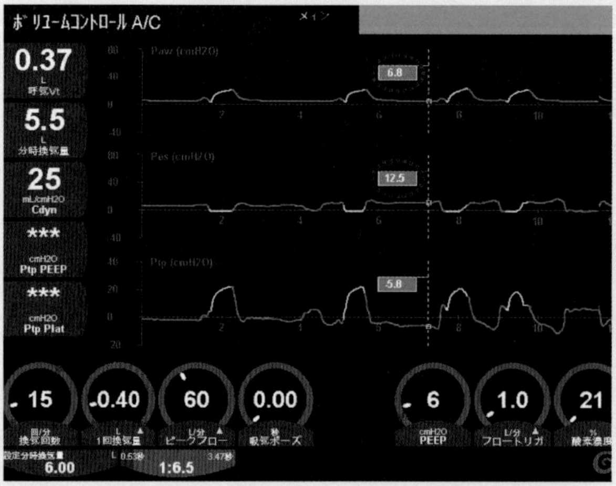

（画像提供：IMI 株式会社）

経肺圧の確認方法
呼気時の気道内圧は **6.8cmH$_2$O**
呼気時の食道内圧は **12.5cmH$_2$O**
経肺圧＝6.8－12.5＝**－ 5.7cmH$_2$O**

13cmH$_2$O ほどの PEEP が
必要ってことですね！

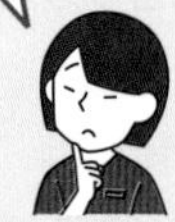

今のところ、ARDS 患者において食道内圧を参考にした最適 PEEP 付加の試みでは、従来の方法と比較して明らかな有意差はないという報告もあります [1]。臓器の重みが食道にのしかかる仰臥位では食道内圧から正確に胸腔内圧を予測することは難しく、現状では参考値といったところかと思われます。

（森谷真知佳）

MEMO

人工呼吸器グラフィック波形の変化

ICUでは
こんなときに
覚えておきたい

- 気道内圧上昇の原因を鑑別する場合
- 低プラトー圧を目指して介入したいとき

肺・胸郭のコンプライアンスが悪化すると、人工呼吸器の波形はどのように変化しますか？

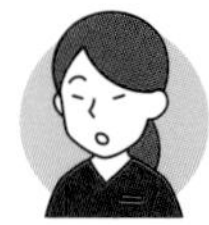

PCVとVCVで変化するポイントが異なります。

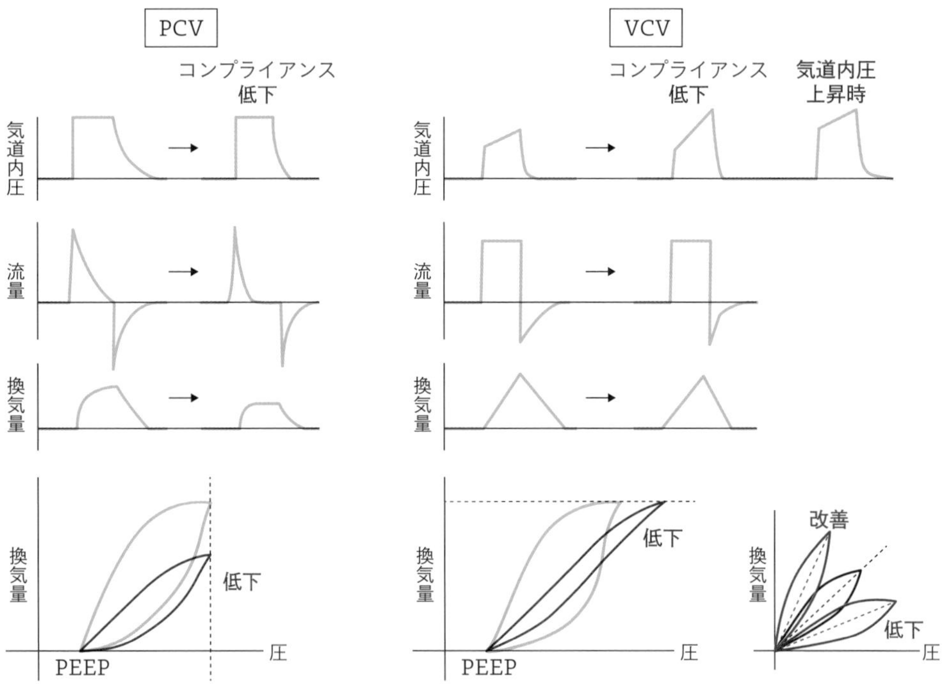

●PCV（pressure control ventilation：圧規定換気）

PCVでは気道内圧波形に変化はありませんが、肺が膨らまないため、**定圧に達するまでの時間**が**短く**なります。また、そこから呼気相に移るまで**流量ゼロの時間**が**長く**なります。

換気量は減少するため、**換気量波形**は**平坦化**します。

●VCV（volume control ventilation：量規定換気）

VCVでは流量波形に変化はありませんが、肺を膨らませるために**気道内圧波形**の**傾き**が**大き**くなり、**最高気道内圧**が**上昇**します。気道抵抗が高くなった場合にも最高気道内圧は上昇しますが、気道抵抗の上昇は吸気の始め、つまり肺胞にガスを送るまでの部分に突出した気道内圧の上昇としてモニター上に現れます。気道内圧波形の傾きは正常肺と変わりません。つまり、コンプライアンスの**低下**はプラトー圧の**上昇**、**気道抵抗上昇**は**最高気道内圧**とプラトー圧の**差**の**開大**から鑑別できます。

圧 - 換気量曲線では、PCVとVCVいずれにおいても、正常肺に見られるラグビーボール状の波形が右下方向に変形します。

（森谷真知佳）

呼吸仕事量

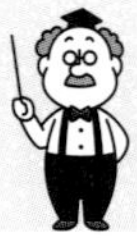

ICUでは
こんなときに
覚えておきたい

- ARDS患者において、経肺圧から呼吸仕事量を評価するとき
- 人工呼吸器離脱困難患者において、その原因や呼吸筋の状態を把握したいとき

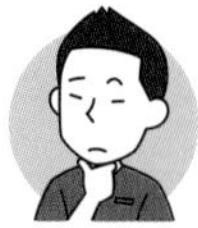

呼吸仕事量とは何ですか？

換気のために必要なエネルギーのことです。

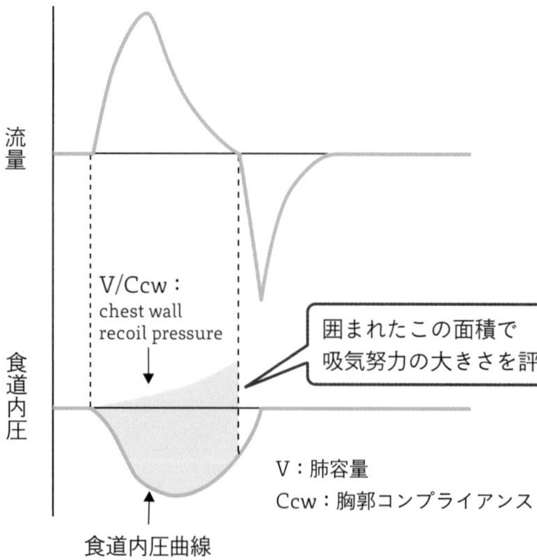

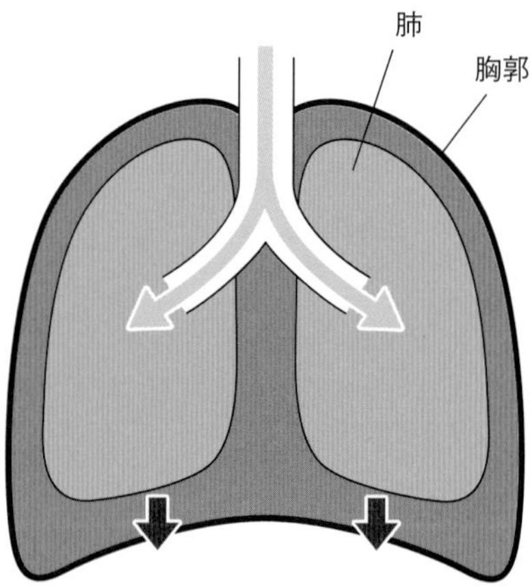

●呼吸仕事量と呼吸数の関係

換気をするためには横隔膜や呼吸補助筋が働きますが、そのためにはエネルギーが必要です。必要とされるエネルギーの量は、気道や肺の状態によって異なりますが、**自発呼吸**があるときにはなるべく**少**ない**呼吸仕事量**で**済**むように**呼吸数**が**決**まるとされています[1)]。安静時の呼吸仕事量は全身の総エネルギー代謝量のわずか3%以下とされており[2)]、呼吸仕事量が増えてエネルギーの需要と供給のバランスが崩れると、呼吸筋疲労による呼吸不全の状態になります。

呼吸仕事量は**粘性抵抗**と**弾性抵抗**の2つによって決まります[3)]。これらの抵抗が大きくなるほど呼吸仕事量は増加します。呼吸仕事量の増加は呼吸不全の原因となるので、これらを改善するように努めなければなりません。

●呼吸仕事量はどうやって評価する？

健常人の呼吸数がどのように決定されているのかはまだ解明されていません。しかし、解釈の一つとして「呼吸に関する仕事量が最小となるように呼吸数が決まる」というNunnの説[1)]があります。呼吸仕事量を決めている**弾性抵抗**は**一回換気量**（$\dot{V}_T$）と**胸郭**のエラスタンス（E）により、**粘性抵抗**は**流量**（$\dot{V}$）と**気道抵抗**（R）により規定されます。

呼吸仕事量を適切に評価することは、呼吸筋疲労を回避し、肺障害を防ぐために重要となります。自発呼吸による管理は肺胞のリクルートメントを促進させ、換気血流比不均等を改善することが知られていますが、自発呼吸が大きすぎると重症のARDS（急性呼吸促迫症候群）では、かえって肺障害を惹起する可能性があります。では、呼吸仕事量を評価するためにはどのような方法があるでしょうか？

一般的には**食道内圧**を測定して評価する方法があります。食道内圧の変化は、胸腔内圧の変化と臨床的に同一の意義を持つため、食道内圧変化と胸郭エラスタンスおよび容量変化から吸気努力の大きさを評価することができます。そのほかに、吸気時の食道内圧を時間積分した**PTP**（**pressure-time product**）という指標も有用です。

しかしながら食道内圧がいつでも測定できるわけではないため、食道内圧を測定せずに評価する方法もあります。例えば、**$P_{0.1}$**（吸気開始から0.1秒間気道を閉塞し、PEEPレベルから低下した気道内圧の変化）を用いる方法、また**横隔膜筋電図**や**超音波検査**を用いる方法など、さまざまな方法が提唱されています[4)]。

（阿部　駿）

吸気陰圧

ICUでは
こんなときに
覚えておきたい

- 人工呼吸器離脱が困難な患者において、その原因や呼吸筋の状態を把握したいとき
- 自発呼吸がある場合、適切なトリガーを設定したいとき

吸気陰圧とは何ですか？

陽圧換気中の吸気努力を表しています。

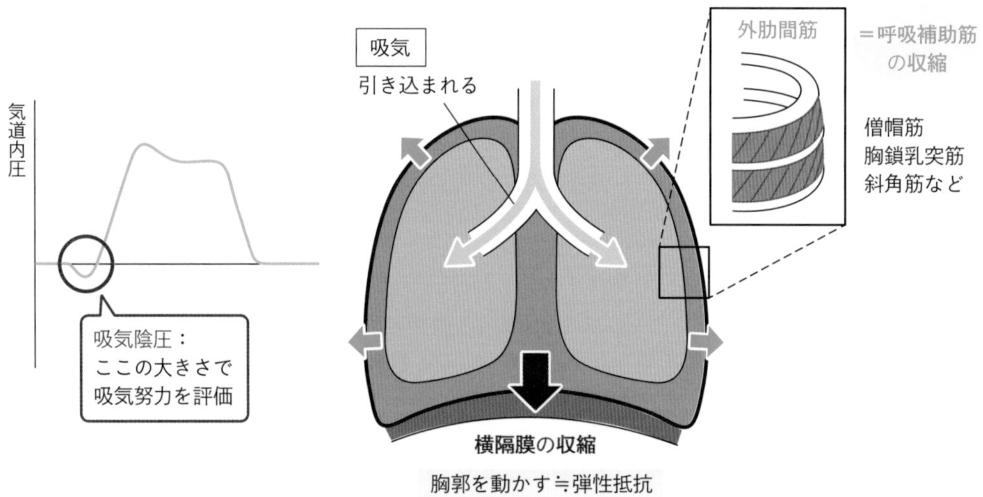

●吸気陰圧はなぜ起こる？

私たちが普段呼吸をするとき、胸腔内圧は常に陰圧になっています。ところが、人工呼吸器で陽圧換気を受けている場合、胸腔内圧は陽圧となります。自発呼吸がまったくなく、強制換気のみで管理されている場合は胸腔内圧は常に陽圧です。しかし、自発呼吸がわずかでもあれば、陽圧換気中であっても吸気時には一時的に胸腔内圧が陰圧となり、それに伴い気道内圧も陰圧となるはずです。その**吸気時**の**一時的**な**気道内圧**の**変化**を「**吸気陰圧**」といいます。

人工呼吸器の気道内圧波形では、吸気相のはじめに一時的な陰圧が凹みとして出現します。これは**患者**の**吸気努力**の**表**れでもあります。吸気陰圧が強くなるほど、あるいは陰圧が持続する時間が長くなるほど吸気努力が強く、それだけ**弾性抵抗**が**大**きくなっていると考えることができます。呼吸仕事量が増加すると呼吸筋疲労の原因になるため、吸気陰圧が強くなりすぎないように人工呼吸器を設定する必要があります。

●吸気陰圧を小さくするためのトリガー設定

人工呼吸中は、自発呼吸の有無によって換気の設定が異なります。**自発呼吸**がない**場合**には**強制換気**がメインとなるのに**対**し、**自発呼吸**がある**場合**には**補助換気**を**行**います。自発呼吸下の補助換気において吸気陰圧が大きくなりすぎると呼吸仕事量が増加してしまいます。吸気時に働く呼吸筋には、横隔膜のほかに外肋間筋、胸鎖乳突筋、僧帽筋、斜角筋などの呼吸補助筋があります。呼吸仕事量が増加すると呼吸補助筋群に対する負担が大きくなり、呼吸筋疲労の原因となる可能性があるため、なるべく吸気陰圧を小さくして呼吸仕事量を減少させる必要があります。

吸気陰圧を小さくする方法の一つとして、**吸気**トリガーの**設定**があります。トリガーには**圧**トリガーと**流量**トリガーの２種類が存在します。いずれもトリガー設定値を上げすぎると、患者の吸気努力開始から実際にトリガーされて補助換気を始めるまでの時間が長くなり、その分多くの呼吸仕事量を必要とします。反対に設定値を下げすぎると、体動や心拍による気道内圧の変動を誤って感知してしまい（ミストリガー）、人工呼吸器との同調性が悪くなります[1)]。人工呼吸器との同調性が悪くなると、バッキングやファイティング（→ p.78）が起こり、気胸などの合併症につながります[2)]。そういった観点からも、適切なトリガー設定値にすることが大切です。

（阿部　駿）

強制呼気

（努力性呼気）

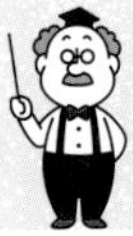

ICUでは
こんなときに
覚えておきたい

- 人工呼吸離脱が困難な患者において、その原因や呼吸筋の状態を把握したいとき
- 喘息や痰による気管チューブの閉塞など、気道抵抗上昇による呼吸仕事量が増加する因子を考えるとき

強制呼気があるとどのような影響があるのですか？

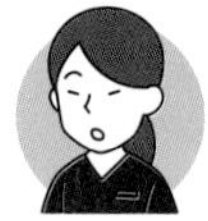

粘性抵抗が大きくなり、呼吸仕事量が増大します。

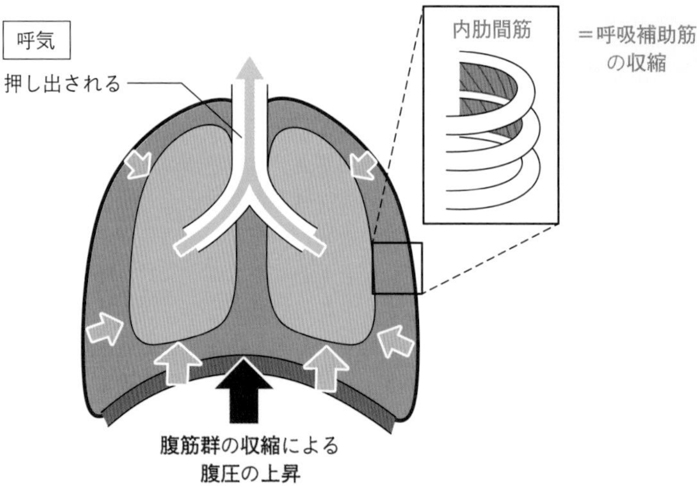

空気を入れる・出す≒粘性抵抗

●粘性抵抗が大きくなるのはなぜ？

呼吸仕事量には**弾性抵抗**と**粘性抵抗**が関わっていることは p.63 でお話ししました。喘息発作や喀痰により**気道抵抗**が**上昇**すると、粘性抵抗が大きくなり、呼吸仕事量は増大します。**呼気努力**が**必要**な**状態**では、**内肋間筋**をはじめとする**呼吸補助筋**の**仕事量**も**増**えるため、気道抵抗を下げる必要があります。そのためには原因となる病態を解決しなければなりません。喘息などの閉塞性疾患の場合には、気管支拡張薬の使用や気管吸引による喀痰の除去などがそれにあたります。

人工呼吸器では、VCV（量規定換気）の場合、ピーク圧とプラトー圧の差が大きくなると気道抵抗が上がっていると推測できます。PCV（圧規定換気）の場合、吸気が時間内に終了せず、換気量が少なくなったり、呼気流量が低下したりすることで気道抵抗の上昇を推定できます。

●粘性抵抗の増大がオート PEEP を発生させる

喘息発作や**痰**による**気管**チューブの**閉塞**、あるいは**気管**チューブの**屈曲**による**閉塞**は、粘性抵抗を大きくする原因となるので、呼吸仕事量の増加につながります。一般的に人工呼吸管理中は、吸気相は自発呼吸もしくは強制換気（＋圧補助）となりますが、呼気相は肺や胸郭の弾性と横隔膜の弛緩により呼出されるため、人工呼吸器の補助はありません。そのため、あくまで呼気は自力での呼出が前提となっています。

粘性抵抗が増大している場合には呼気流量が低下し、呼出に時間がかかります。呼出しきれずに次の換気が入るとオート PEEP がかかり、肺の過膨張を引き起こします[1)]。そのため、十分に呼気時間を確保して、オート PEEP を避けるとともに、原因の解決が必要です。

自発呼吸がある患者の FVC（forced vital capacity：努力肺活量）を評価する場合においても、粘性抵抗が高いほど呼吸補助筋の仕事量が増えるため、注意を要します。特に強制呼気時には、呼吸補助筋として内肋間筋のほかに、腹直筋や腹横筋などの腹筋群も働くことが知られています。

（阿部　駿）

相対湿度、絶対湿度

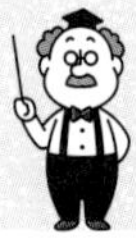

ICUでは
こんなときに
覚えておきたい

- 人工呼吸管理中の加湿が適切かどうか確認したいとき
- 粘稠痰で吸引では除去できず困っているとき

人工呼吸管理中はどうして加温加湿が重要なのですか？

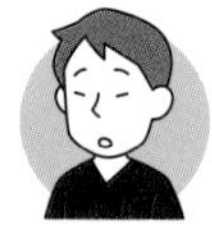

乾燥したガスが鼻咽頭を通らずに送られると、
線毛機能がダメージを受けるためです。

●加温加湿を行う目的

①加温加湿に大きな役割を果たす**鼻咽頭**をバイパスして送気されるから
②**中央配管**から送られるガスは乾燥しているから
③**線毛機能**が低下し痰や異物などの喀出が障害されるのを防ぐため

温度と飽和水蒸気量の関係

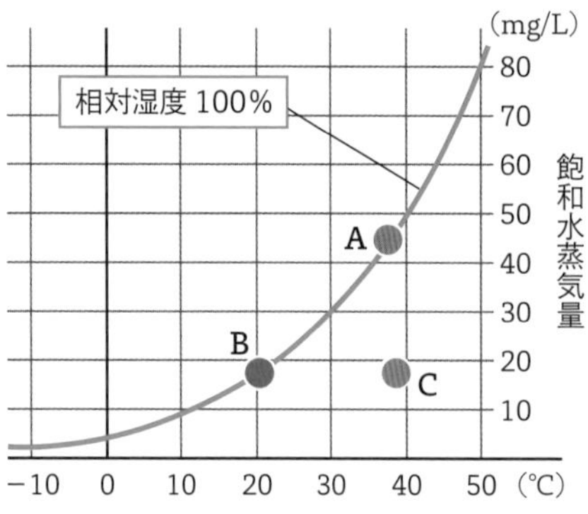

温度（℃）	飽和水蒸気量（mg/L）
50	82.8
40	51.1
37	44
30	30.3
20	17.3
10	9.4
0	4.85

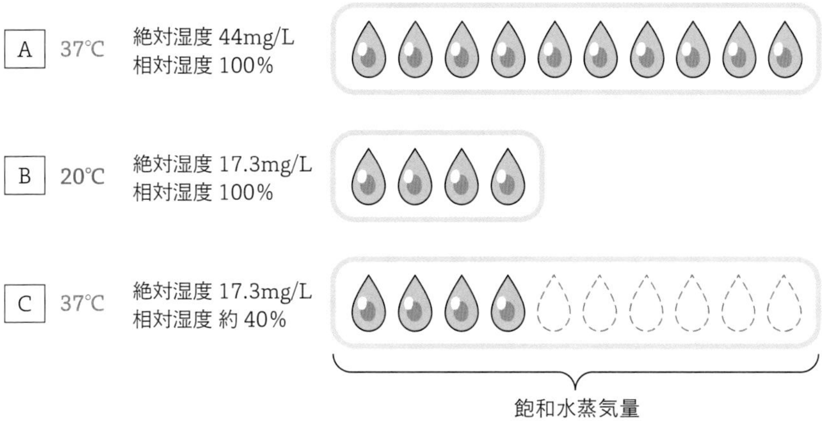

絶対湿度（mg/L）÷ 飽和水蒸気量（mg/L）＝ 相対湿度（%）

●相対湿度と絶対湿度の関係

人工呼吸管理に関連する知識として加湿は避けて通れません。湿度とは、**空気**（**ガス**）**中に含まれる水分量の割合**を表したものです。よく出てくる言葉に「絶対湿度」と「相対湿度」がありますが、前述した「湿度」は「**相対湿度**」と**同義**で**単位**は「**%**」です。

一方、「**絶対湿度**」とは**実際**にそのガスが**含**んでいる**水蒸気自体**の**量**を意味します。**単位**は「**mg/L**」です。

「**飽和水蒸気量**」という言葉を皆さんも習ったことがあるはずですが、飽和水蒸気量とは、ある**気温**の**空気**が**含**むことのできる**最大**の**水蒸気量**のことを意味します。実際に空気中に含まれている水蒸気量（絶対湿度）を X、飽和水蒸気量を Y とすると、「X ÷ Y」で表される値が相対湿度となります。

湿度を考えるときに忘れてはいけないのが**温度の影響**です。通常、吸気ガスは **37℃・相対湿度 100%**で**肺胞**レベルに**到達**するとされています。37℃の飽和水蒸気量は約 44mg/L なので、相対湿度 100%では 44mg/L の水分（これが絶対湿度）を保持している[1〜3] ということになります。

●等温飽和境界（isothermic saturation boundary；ISB）

普段の呼吸では、吸気ガスは鼻咽頭で温められ水分を保持し、気管を経て複数回の分岐を経た後に肺胞レベルまで送られます。吸気ガスの温度・湿度は、徐々に上昇しながら最終的に**等温飽和境界**（ISB）と呼ばれるポイントで深部体温と同じ温度となり、相対湿度は100%になるとされています **図1-A** [1、3]。そのため、**深部体温**が**高い**と**相対湿度100%**になるまでに**相当量**の**水分**が**周囲**から**奪**われることになります。

ISBは生理的には**気管分岐部**の**直下**に存在するといわれています。しかし、気管挿管下では加温加湿において重要な鼻咽頭をバイパスすることになるため、ISBがより**末梢側**へ**移**ることになります **図1-B** 。

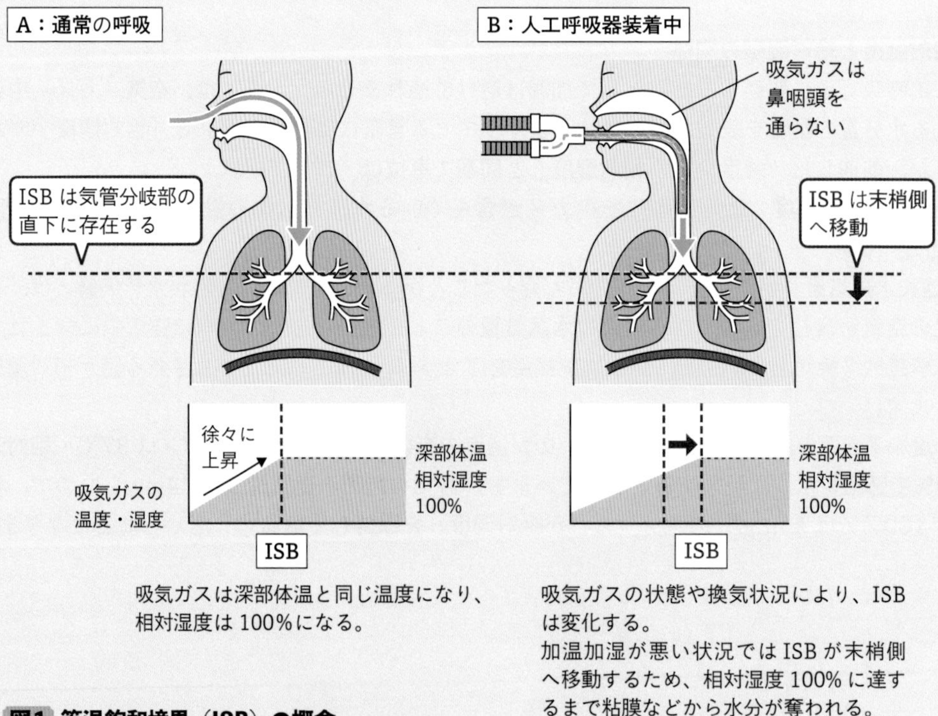

図1 等温飽和境界（ISB）の概念

また、ISBは患者の換気状態や体温、送気ガスの温度・湿度、原疾患などに影響を受けやすいという報告があります[1)]。加湿が不十分な場合、ISBに到達するまでに粘膜など周囲組織の水分を奪うことになるため、粘膜損傷、痰の粘稠度上昇、線毛機能障害を生じる可能性があります。

加湿が十分に行われているかどうかを確認するにはどうすればいいですか？

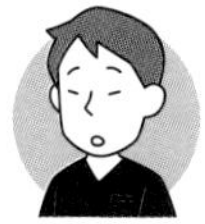

呼吸回路内の結露の有無を確認するとともに、痰の性状をチェックします[1)]。

●加湿状態の確認方法

結露があるということは相対湿度は100％ですが、空調の影響を忘れてはいけません。エアコンの冷気が回路に直接当たっている場合、加温されたガスが急に冷やされて結露を生じることがあります。結露が多すぎて人工呼吸器のトリガーに影響することもあるので、併せて注意が必要です。また、気管吸引時の痰の性状を見ることで加湿状態がある程度わかります。より高い吸引圧を必要としたり、時間がかかったりするときは、粘稠な痰で加湿が不十分である可能性があります。

ワンポイント知識

●お肌と同様に気道内にも“うるおい”を

スキューバダイビングの経験がある方では実感されていることも多いかもしれませんが、背中のボンベからのガスは非常に乾燥していますよね。1回のダイブが30分程度だとしても、終わると口腔内や喉が乾燥して、“イガらっぽい感じ”を経験されたことはないでしょうか？ 30分間でも影響はあるのに、数時間、数日間も乾燥したガスを吸うことになると、気管などの粘膜が傷んでいくことは容易に想像できるのではないでしょうか。

同じようなことは寒い冬にも生じています。気温が低下すると、それに伴い“絶対湿度”が低くなるので必然的にガスに含まれる水分量が低下します。したがって、お肌を守るために保湿するように、気道内も十分に湿度を保つ必要があるわけです。人間にとって“うるおい”はとても大切だということです。

（後藤安宣）

加温加湿

ICUでは こんなときに 覚えておきたい

- 人工呼吸管理中の加湿が適切かどうか確認したいとき
- 粘稠痰で吸引では除去できず困っているとき

人工鼻と加温加湿器にはどんな違いがありますか？

**人工鼻は受動的に、
加温加湿器は能動的に加湿を行います。**

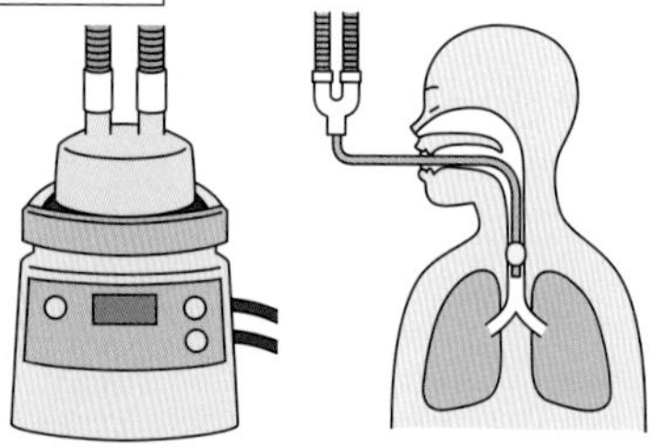

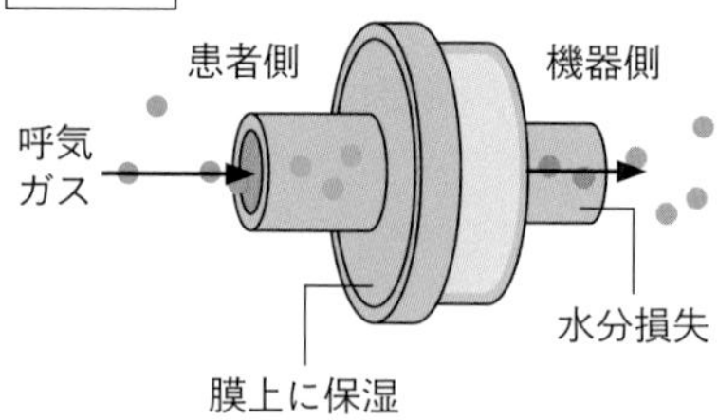

加温加湿器と人工鼻の比較

加温加湿器（Active：能動的加湿）		人工鼻（Passive：受動的加湿）
禁忌がない 死腔を増加させない アラーム機能あり より効果的・正確	**メリット**	単純・簡素化 軽量 安価 誤接続のリスクなし フィルター機能あり
過剰加温による気道損傷 回路内結露による不同調の可能性 コロニー化・感染のリスク 機器トラブル 感電の可能性	**デメリット**	禁忌あり 死腔増加 呼吸抵抗上昇 加温加湿の性能が劣る 吸入療法との併用不可

それぞれ加温加湿の方法論から、人工鼻（heat and moisture exchanger；HME）は受動的、加温加湿器は能動的という見方をすることができます[1、2]。

●人工鼻のメリット・デメリット

人工鼻の加湿効率は、患者の呼気ガスに含まれる水分・熱によって決まります。交換頻度を抑えると**人工鼻の方**が**安価**で、**呼吸回路**の**簡素化**にもつながり、使いやすい側面があります。フィルター機能を併せ持つタイプもあります。

一方、**死腔**や**換気抵抗**の**問題**が生じるため、換気量を制限するような設定が必要なARDSや呼吸仕事量が増加しやすいCOPDなどでは原則として使用を控えるべきです。**人工鼻の禁忌** **表1** は十分に理解しておいた方がよいでしょう。

表1 人工鼻の禁忌症例

● リークがある症例
● 血痰／粘稠痰を認める場合
● 分時換気量が10Lを超える場合
● 低体温
● 一回換気量が小さい

●加温加湿器のメリット・デメリット

加温加湿器はどんな**疾患・病態**でも**使用可能**であり、人工鼻より加湿性能に優れているとされています。以前は回路内に生じた結露を取り除くためのウォータートラップを接続する必要があり、接続箇所が増加するため誤接続やリーク、感染の問題が指摘されていました。しかし、**近年**の**呼吸回路**はウォータートラップのない**回路**が**主流**となっており、加温加湿器を使用した場合でも回路の簡略化が進んでいます。

（後藤安宣）

気道クリアランス

ICUでは こんなときに 覚えておきたい

☞ リハビリテーション時や吸引実施後に痰の性状を評価するとき

気道クリアランスとはどういうことですか？

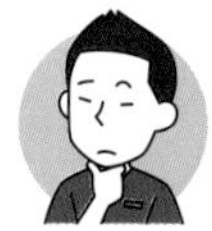

呼吸理学療法の構成要素の一つです。

気道クリアランスに必要な要素

①線毛運動

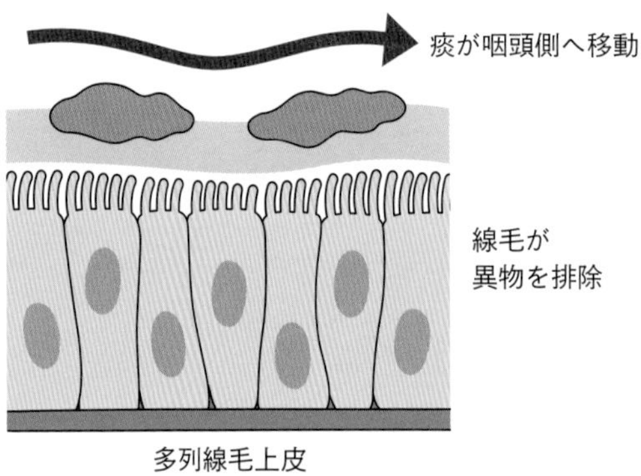

②有効な咳嗽

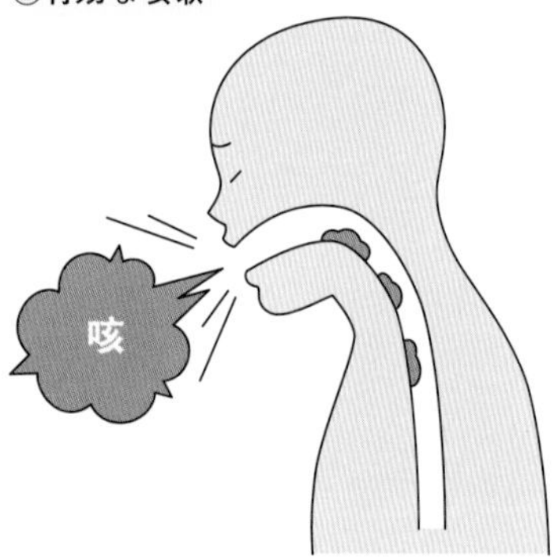

③ドレナージ機能

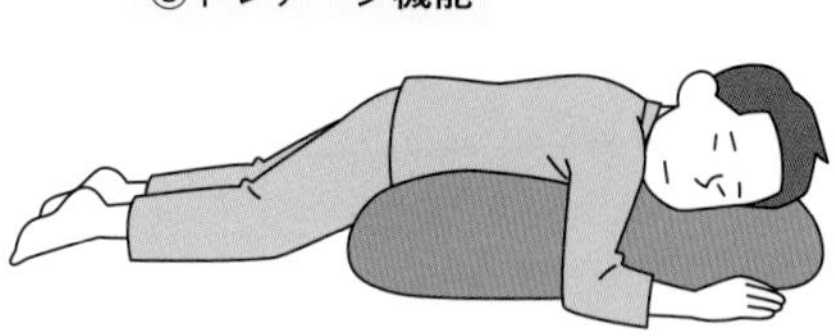

気道クリアランスは呼吸理学療法を構成する要素の一つです。端的に表現すると「**排痰**」という言葉が一番イメージしやすいのではないでしょうか。さまざまな議論がありますが、古典的なスクイージングや体位ドレナージといった手技が含まれます[1]。気道クリアランスに必要な要素は以下の 3 点です。

①**線毛運動**
②**有効な咳嗽**
③ドレナージ**機能**（マクロレベル、ミクロレベル）

これらを踏まえて最も重要となるのは**換気の改善**です。そのためには吸気よりも**呼気流量**を増加させることであると報告されています[2]。

●線毛運動は吸気ガスの湿度に依存する

線毛運動は、痰や異物などを咽頭方向へ送出するための働きです。線毛運動は吸気ガスの湿度に依存しているとされており、**相対湿度**が **50%**になると**極端**にその**機能**が**低下**するとされています[3]。ここでも加湿が重要になるということです。さらに痰の移動には加湿同様に肺リクルートメントと呼気流量の増加が重要となり[2]、**咳嗽**は**呼気流量**を**増加**させる**有効**な**手段**であると考えられます。近年の輸液戦略に示されているように、過剰輸液を回避し分泌物産生を抑制することは、気道クリアランスの観点でも非常に重要です。

●気道クリアランスを促すための早期離床

集中治療における早期リハビリテーションのエキスパートコンセンサスにおいても、呼吸理学療法は早期リハビリテーションの重要な要素として取り上げられています。ただし、ICU で急性呼吸不全に対する無気肺や肺炎などの呼吸器合併症の予防には排痰法や呼吸練習などの呼吸理学療法のエビデンスは限られており、ルーチンな**実施**は**控**えるべきである[4]とされています。

しかしながら、気道クリアランスが不十分になると、分泌物貯留により気道狭窄、気道抵抗上昇、肺コンプライアンスの低下などを引き起こし、呼吸仕事量の増加につながり、患者のアウトカムに悪影響を与えかねません。近年では、排痰法などをベッド上で個別に行うよりも、**"早期離床"**を合言葉に、早くから立位・歩行訓練などを積極的に取り入れることが重要とされています[4]。

（後藤安宣）

咳嗽

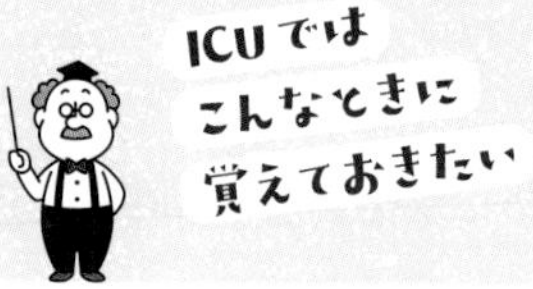

咳嗽の生理学的メカニズムを考えるとき

咳嗽はどのようにして起こるのですか？

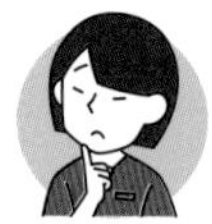

**咳受容体と咳中枢が気道内の刺激に反応して
胸腔内圧を段階的に変化させることで起こります。**

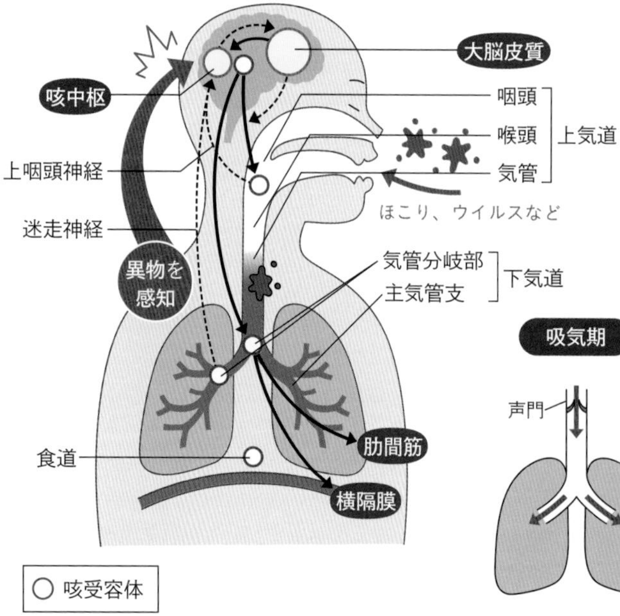

各位置に咳受容体があり、刺激が
各神経を介して咳中枢と大脳皮質
に伝達され咳嗽が発生する。

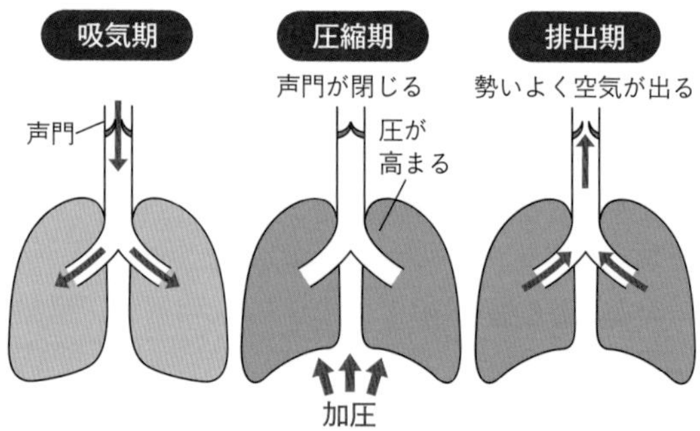

咳嗽は一般的に吸気期、圧縮期、排出期の 3 段階から成る。

●咳嗽のメカニズム

咳嗽とは、気道内の刺激に対して爆発的に生じる呼気現象です。短い吸気に続いて声門の閉塞が起こり、胸腔内圧が上昇し、声門が開いて強い空気の流れとともに気道内容が排出されます。本来は気管および気管支の分泌物や異物を排出するための生体防御反応ですが、**過剰**で**病的**な**咳嗽**は**患者**に**苦痛**や**消耗**をもたらします。

メカニズムとしては、まず喉頭、下気道、下部食道、胸膜、心外膜などに存在する**咳受容体**が刺激されます。刺激は主に**迷走神経**や**上喉頭神経**の求心性線維を経て、**咳中枢**や**大脳皮質**に伝達されます。大脳皮質は咳嗽の抑制や随意的な咳嗽、心因性咳嗽などに複雑に関与します。咳中枢と大脳皮質の相互作用により、咳をするという信号が遠心性経路から呼吸筋に到達して咳嗽が発生します。異物は気道粘液にからめ取られて痰として排出されますが（**湿性咳嗽**）、痰を伴わない**乾性咳嗽**の場合もあります。

●咳嗽で生じる呼気流速の変化

咳嗽は咳受容体と咳中枢、大脳皮質が関連し、随意的にも反射的にも生じます。咳嗽は一般的に、**①吸気期**、**②圧縮期**、**③排出期**の**3段階**があります。

①吸気期：声門が開いて空気が流入する時期で、ここで多くの空気を吸入すると咳嗽時に大きな胸腔内陽圧になり、ピークフローメーターで測定される呼気流速は増加します。

②圧縮期：声門が閉じたまま呼気努力が行われる時期です。吸気期に引き続いて起こり、まず声門が約0.2秒閉じます。声門閉鎖により胸腔内圧が高まり、最大300mmHgにも達します。

③排出期：声門が開き、急速に空気が排出される時期です。声門を開くことで高い胸腔内圧が一気に開放されるため、高い呼気流速を発生します。初期の最大流速は30～50ミリ秒持続し、最大流速は12L/秒にも達します。この高い流速が効果的な咳嗽を生み出しています。

●咳嗽の分類

一般的に、3週間以内で治まるものを**急性咳嗽**、3週間以上続くものを**遷延性咳嗽**、8週間以上に及ぶ場合は**慢性咳嗽**と呼びます。急性咳嗽の原因のほとんどが風邪などの呼吸器感染症です。症状が長期間にわたる場合は、上気道咳嗽症候群、咳喘息、副鼻腔気管支症候群、胃食道逆流症（GERD）などを疑います。薬剤の副作用で起こる咳嗽もあり、例えばアンジオテンシン変換酵素阻害薬（ACEI）の服用中に慢性咳嗽が出た場合は、内服を中止します。

（青木善孝）

バッキング、ファイティング

ICUでは こんなときに 覚えておきたい

- 気管挿管の刺激による咳嗽反射（バッキング）が起きたとき
- 咳嗽の強さで抜管後の再挿管リスクを評価するとき

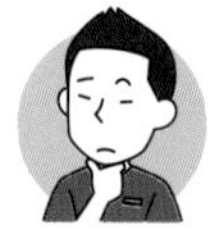

人工呼吸中の咳嗽はなぜ問題になるのですか？

気管挿管下では咳嗽を誘発しやすく、
換気不全や気道内圧上昇を生じる原因になります。

非侵襲的陽圧換気（NPPV）	侵襲的陽圧換気（IPPV）	
	気管挿管	気管切開
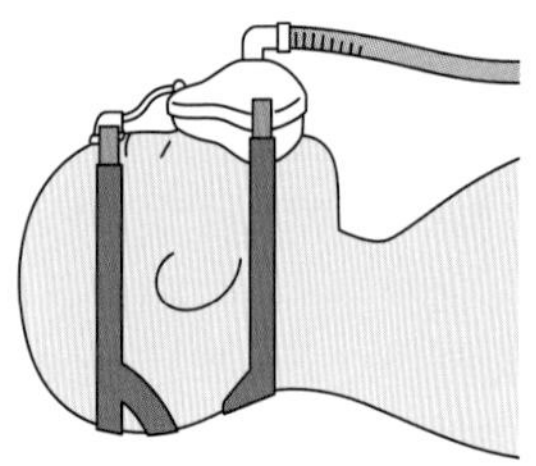	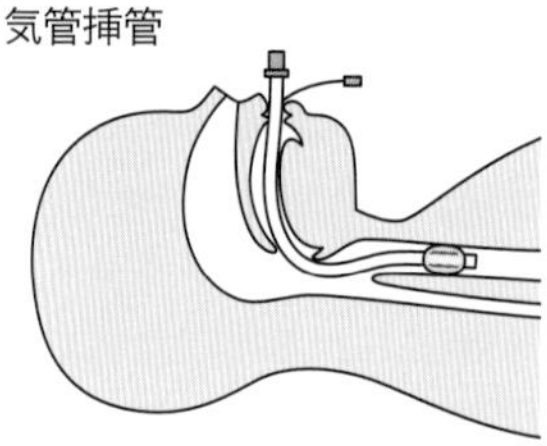	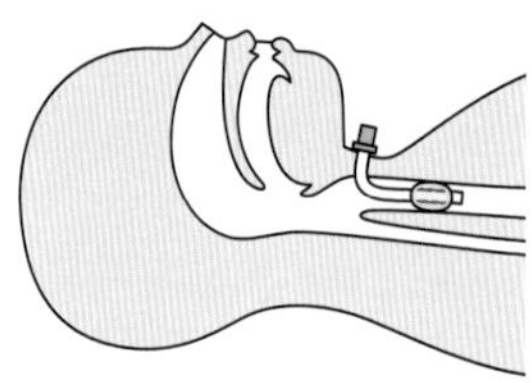
マスクを用いたNPPVでは咳嗽は誘発されない。	気管挿管によるIPPVでは気管チューブが咳嗽を誘発する。	気管切開も同様だが、咳嗽反射閾値が上昇して咳嗽は起こりにくくなる。

気管挿管による人工呼吸管理中は**気管**チューブという**異物**が入っているため、咳嗽が誘発されやすくなります。気管挿管中の咳嗽はバッキング（bucking）と呼ばれ、主に腹筋の収縮が認められます。**著明なバッキング**は**換気不全**、**気道内圧上昇**、**高血圧**、**頻脈**などを**生**じる**原因**となります。

咳嗽の原因として、気管吸引などによる気管の刺激操作や気道分泌物の存在、浅すぎる鎮静状態なども考えられます。

人工呼吸器からの送気に患者の自発呼吸がぶつかり、咳嗽や呼吸困難を起こすことをファイティング（fighting）といいます。ファイティングは人工呼吸器との非同調が原因なので、人工呼吸器の設定を見直す必要があります。

●バッキングに対する鎮静・鎮痛

臨床的にはフェンタニルのようなオピオイドを持続静注することでバッキングを抑制できますが、オピオイドの感受性に個人差があるため、痛みの評価スケール（例：BPS、CPOT）を用いて繰り返し評価し、投与量を調節します。気管吸引を実施する際は末梢気道の痰を中枢に押し出す作用を期待して、患者本人に苦痛と害を与えない程度に咳嗽反射を残しておくことが望ましいです。

バッキングが起こる原因の多くは鎮静不足ですが、気管チューブによる刺激や気道分泌物が原因となる場合は、**作用発現**が**速い静脈麻酔薬**や**筋弛緩薬**の**追加投与、気管**チューブの**位置調節、気管吸引**が**対応治療**となります。深鎮静であれば咳嗽も抑制できますが、過剰鎮静による有害事象もあるためPADISガイドライン[1]では**推奨**されていません。

感染を伴う病態では痰が増加する**湿性咳嗽**になることが多く、咳嗽の抑制よりも痰の制御が治療の主眼となります。

ワンポイント知識

●抜管後の再挿管リスク評価：ピークフロー

咳嗽は気管挿管や気管切開患者の抜管後の再挿管リスク評価に使用されることがあります。咳嗽時のピークフローの値を指標とし、**閾値**として**60 L/分**が最も多く報告されています[2]。つまり、咳嗽が強いほど再挿管になる可能性が少なくなります。ただし、計測には特殊なピークフローメーターが必要であり、現在はあまり一般的ではありません。

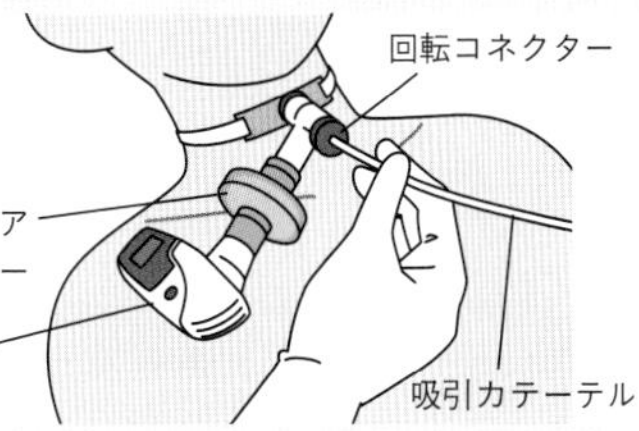

誘発性咳嗽からのピークフローを測定するためのセットアップ（気管切開患者）

（青木善孝）

気管吸引

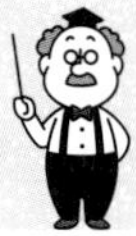

ICUでは
こんなときに
覚えておきたい

- 気管吸引の必要性を評価するとき
- 気管吸引を実施するとき
- 気管吸引実施後の効果と合併症を評価するとき

気管吸引を行うときに最も大切なことは何ですか？

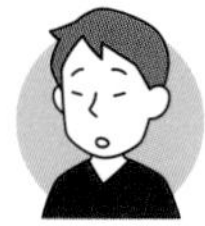

気管吸引が本当に必要かどうかを判断するための
アセスメント能力です。

努力呼吸の増強

- 呼吸補助筋の使用
- 副雑音（coarse crackles、rhonchi）の聴取
- 正常呼吸音の減弱

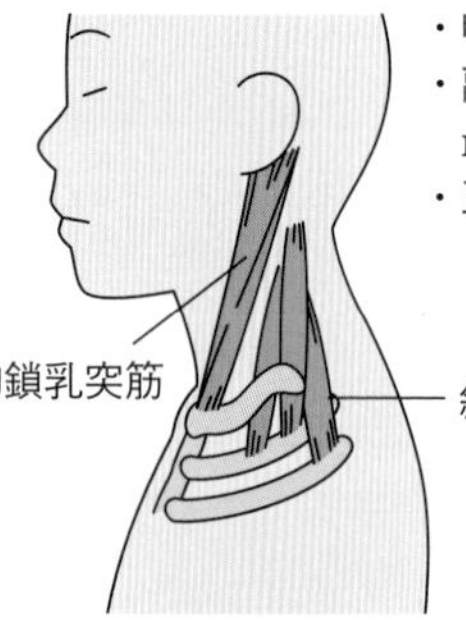

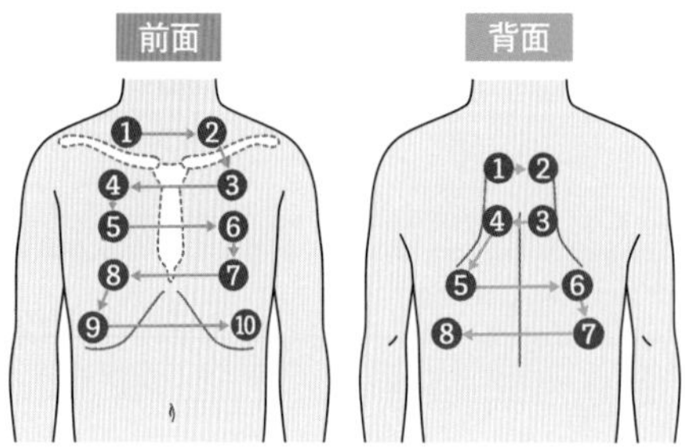

人工呼吸器の波形の異常

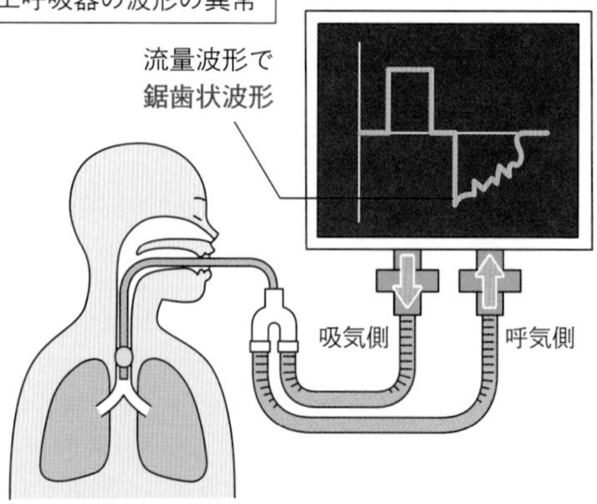

胸部聴診で聴取される呼吸音

	前面	背面
気管（支）音	❶❷❸❹	該当なし
気管支肺胞音	❺❻	❶❷❸❹
肺胞音	❼❽❾❿	❺❻❼❽

表1 気管内または人工気道内の気道分泌物の存在を示唆する所見（文献1を参考に作成）

- 努力呼吸の増強：呼吸数増加、呼吸補助筋の活動増加、浅くて速い呼吸、陥没呼吸、呼気延長など
- 視覚的に確認できる分泌物
- 胸部触診でガスの移動に伴う振動
- 胸部聴診で気管から主気管支にかけて聴取される副雑音（coarse crackles、rhonchi）または正常呼吸音の減弱
- 気道分泌物により誘発される咳嗽（湿性咳嗽）
- 呼吸困難による頻脈、血圧上昇
- 低酸素血症
- 人工呼吸器グラフィック波形：最高気道内圧上昇（量規定換気モード）、換気量低下（圧規定換気モード）、流量波形で鋸歯状波形

表2 気管吸引による合併症（文献1を参考に作成）

呼吸器系への影響	頻呼吸、低酸素血症など
循環器系への影響	不整脈の発生、血圧変動など
中枢神経系への影響	頭蓋内圧上昇など
自律神経系への影響	交感神経活動の亢進など
吸引カテーテルによる侵襲	気管支粘膜の損傷など

●気管吸引に関する各種ガイドライン

気管吸引は合併症のリスクがあるためルーチンに実施するものではなく、必要と判断したときにのみ実施する手技です。**日本呼吸療法医学会**の**気管吸引**ガイドライン2023[1]では、気管内または人工気道内の分泌物の存在を示唆する所見には**表1**があるとしています。

American Association for Respiratory Care（AARC）[2]ならびに先のガイドラインでは、**吸引**の**必要性**を**吟味**し、**不必要**な**吸引**を**避**けることが強調されています。

●気管吸引の必要性のアセスメント

気管吸引は、時に**表2**のような**合併症**を誘発することがあります。気管挿管や気管切開などの人工気道を用いている患者や気道分泌物の喀出が困難な患者においては、安全のために処置中にバイタルサインをチェックし、SpO_2のモニタリングを行います。

気管吸引の**目的**は、気道の開放性を維持・改善することにより、呼吸仕事量（努力呼吸）や呼吸困難感を軽減し、肺胞でのガス交換能を維持・改善することです。また、気管支よりも末梢の分泌物を気管吸引で直接除去することは難しいため、患者自身の**咳嗽反射**（→ p.76）によって分泌物を気管支まで排出することが期待されています。

気管吸引で思ったように分泌物を除去できない場合は、いたずらに吸引を繰り返すのではなく、適切に加温・加湿された空気の供給や水分管理、呼吸理学療法などのほかの排痰方法を併用した上で実施するべきです。

努力呼吸が見られず、酸素化・換気にも問題がなく、気道分泌物の量だけが問題となる場合や、中枢性の原因などにより咳嗽反射が著しく弱い場合は、**抜管後**に**輪状甲状膜穿刺**キット（ミニト

ラック、トラヘルパー）を挿入して気管吸引を行いやすい状況にすることもあります。

繰り返しになりますが、気管吸引は本当に必要かどうかをアセスメントすることが大切です。日常的にベッドサイドで評価する能力を磨いておきましょう。

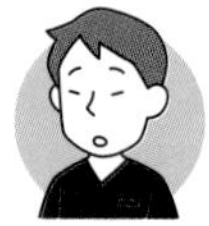

気管吸引を安全に行うポイントは何ですか？

①短時間、②浅い吸引、③低い吸引圧で実施することが基本です。

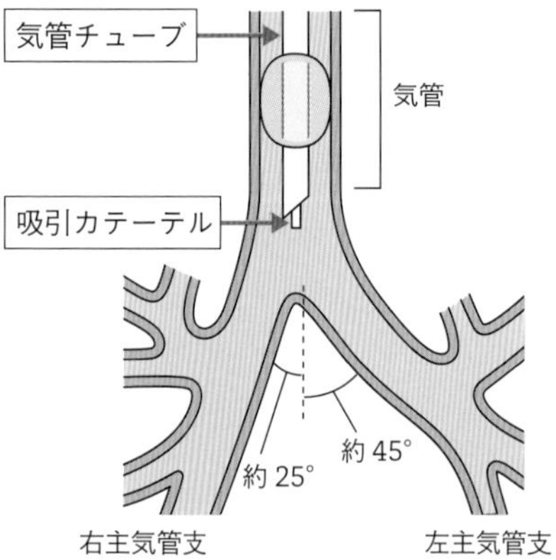

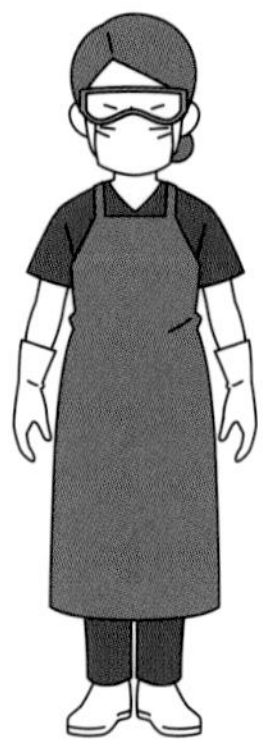

①短時間：一連の操作にかける時間は 15 秒以内
②浅い吸引：気管チューブ先端付近で吸引
③低い吸引圧：吸引圧は 200mmHg（≒26.6KPa）以下

・石けんによる手洗いまたはアルコール手指消毒を行う。
・標準予防策として、マスク、キャップ、ビニールエプロン、手袋、ゴーグルなどを着用する。

●①短時間

一連の吸引操作にかける時間は 15 秒以内とすることが推奨されています。吸引時間短縮のために、吸引カテーテルが挿入されたところで陰圧をかけながら引き抜いていく方法が一般的です[1)]。

●②浅い吸引

吸引カテーテルは気管チューブ先端までで挿入をとどめ、気管分岐部より手前までの“浅い吸引”にします。

抵抗を感じるまで吸引カテーテルを挿入して陰圧をかける前にカテーテルを 1cm 引き抜く“**深い吸引**”は、浅い吸引と比較して有効性が確立しておらず、合併症リスクが増加する可能性もあるため、推奨されていません。また、解剖学的に右気管支は左気管支に比べて分岐角が小さいため、吸引カテーテルを深く挿入すると右気管支に入る可能性が高くなります。吸引の方向を指定したいときは先端が屈曲した吸引カテーテルを使用することもありますが、深い位置をピンポイントで狙うことはできません。

●③低い吸引圧

吸引圧は制限することが推奨されており、**200mmHg（≒ 26.6KPa）以下**が提唱されています。また、吸引カテーテルのサイズに関する明確なエビデンスはありませんが、適切なサイズは、**吸引**カテーテル**外径**が**人工気道内径**の**半分以下**としています[1]。

●気管吸引実施時の感染対策

不衛生な気管吸引は人工呼吸器関連肺炎（VAP）の原因となる可能性があるため、米国疾病予防管理センター（CDC）が提唱する手洗い、手指消毒、手袋着用の標準予防策を行います。気管吸引ガイドライン 2023 においても、**手指衛生**が**最**も**重要**で、石けんによる手洗いまたはアルコールによる手指消毒を行うこととしています[1]。

特に高濃度酸素や高 PEEP が必要なリスクの高い症例では、**閉鎖式吸引**システムが推奨されます。閉鎖式では、VAP の発症率は開放式と同程度ですが[3]、「酸素化」と「肺容量の維持」という点で明らかに閉鎖式が優れています。気管吸引ガイドライン 2023 でも「気管吸引は開放式で行うよりも閉鎖式で行うことを弱く推奨する（エビデンスレベル I、推奨度 B）」[1] としています。

●実施後の効果判定

一連の気管吸引が終わったら効果判定（**臨床所見の改善、吸引**された**分泌物の確認、人工呼吸器**モニターの**改善**）を行い、合併症（肺コンプライアンス低下、無気肺、気管支粘膜の損傷、不整脈、血圧変動、頭蓋内圧亢進）の有無を評価します。

気管吸引による大きな合併症がなく、効果が見られれば同様のケアを継続しますが、効果が見られない場合は検討が必要です。危機的な低酸素血症など、痰による明らかな臨床所見がある場合は、医師に気管支鏡の適応を相談しましょう。気管吸引によって得られた効果と合併症を評価し、次回以降の実施につなげます。

（青木善孝）

エアウェイ

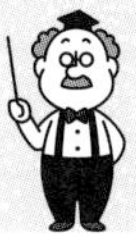

ICUでは こんなときに 覚えておきたい

- 舌根沈下による上気道閉塞が起こったとき
- 緊急気道確保のデバイスを検討するとき

エアウェイとは何ですか？
気管挿管とは何が違いますか？

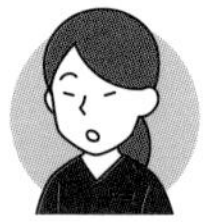

舌根沈下による上気道閉塞時に挿入する気道確保デバイスです。挿入は容易ですが確実性は気管挿管に劣ります。

経鼻エアウェイ　　経口エアウェイ　　ラリンゲルマスク

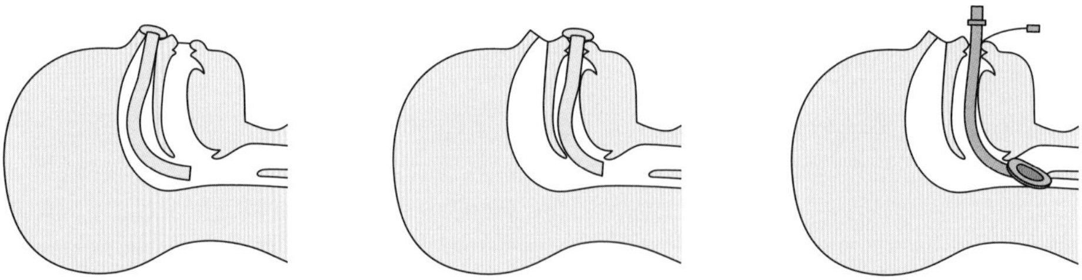

経鼻エアウェイ
- 頭蓋骨損傷が疑われる患者には禁忌。
- 抗血小板薬や抗凝固薬を使用中の患者は鼻出血に注意が必要。

経口エアウェイ
- 違和感が強く舌で位置がずれやすい。

ラリンゲルマスク
- 先端が食道入口部に達するため陽圧換気が可能。

●エアウェイの特徴

エアウェイは、沈下した舌根を挙上して気道を開通させるデバイスです。気管チューブと違ってカフがなく、気管に留置するわけではないので、鼻や口から盲目的に挿入することができます。ただし、**気管チューブと違って空気がリークするため、唾液や胃液の誤嚥を防ぐことはできません。**

デバイスの長さは製品ごとに決まっていて調整はできないので、サイズ**選び**に**注意**が**必要**です。サイズが短すぎると舌根が挙上しきれなかったり、長すぎると喉頭に当たって**喉頭浮腫**を起こしたり、食道に留置されて気道閉塞を起こすことがあります。**経口**エアウェイは違和感が強く舌で位置がずれやすいため、**経鼻**エアウェイを使用するのが一般的です。

エアウェイでは陽圧換気で酸素を送り込むと空気が口から漏れてしまうため、自発呼吸のない患者には気管挿管を選択します。しかし、気管挿管は侵襲が大きい処置であり、鎮静薬の薬効が切れるまでの気道開通を必要とする場合などは経鼻エアウェイの挿入が好まれます。

●ラリンゲルマスクの特徴

最近では、エアウェイと気管挿管の中間に位置する**声門上器具**（supraglottic airway；SGA）が特に麻酔科領域で好まれています。その代表がラリンゲルマスクです。ラリンゲルマスクは盲目的に挿入すると先端が**食道入口部**に達し、そこでカフに空気を注入するとカフが喉頭を包み込み、陽圧換気が可能になります。挿入が容易なだけでなく、**気管挿管**が**困難**な**緊急時**にも使用することが推奨されています。

●経鼻エアウェイ挿入時の注意点

前述のように、経口エアウェイは違和感が強く位置もずれやすいので、全身麻酔の患者以外では経鼻エアウェイが使用されます。しかし、**頭蓋骨損傷**が**疑**われる**患者**の場合には頭蓋骨内に挿入される可能性があることから、使用は禁忌となっています。

経鼻エアウェイは**鼻出血**のリスクが高いため、**抗血小板薬**や**抗凝固薬**を**使用中**の**患者**には注意が必要です。鼻出血を起こすと血液で気道が閉塞し、気管挿管が必要となってしまいます。挿入前には鼻腔が狭窄していないことを確認した上で、潤滑剤をしっかり使用し、ベベルが**鼻中隔**に**向**くようにして**挿入**します。

（森山　潔）

気管挿管

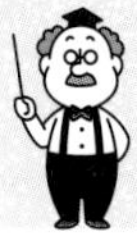

ICUでは こんなときに 覚えておきたい

- 舌根沈下による上気道閉塞が起こったとき
- 緊急気道確保のデバイスを検討するとき

なぜ気管挿管を行うのですか？

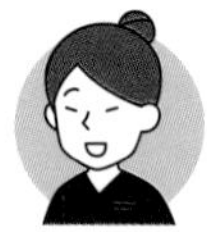

意識障害や鎮静薬の投与などに伴って舌根沈下が起こりやすくなるためです。

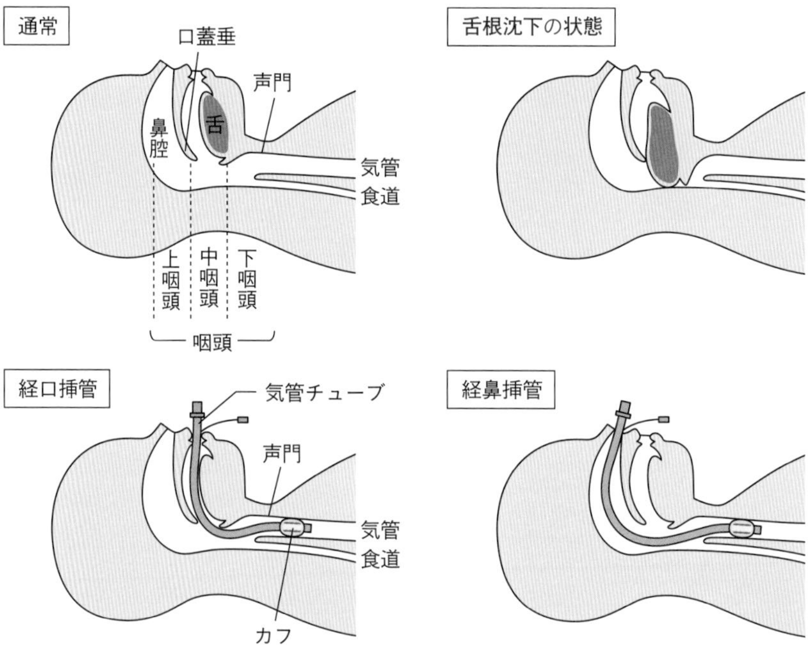

緊急気道閉塞時には、まず頭部後屈／下顎挙上により気道を確保した上で、デバイスによる気道確保の必要性を検討します。気管挿管は、舌根沈下による上気道閉塞に際して、口から気道まで届く気管チューブを挿入します。手技的難易度が高いですが**気道確保**の**確実性**はエアウェイよりも高いです。

●気管チューブとカフ圧の管理

気管チューブ先端のカフを気管内に留置し、空気を入れることで、人工呼吸器から送られた酸素が肺に入り、確実に人工呼吸が行えます。カフで気道をしっかり覆うことができれば、唾液や胃液などが気管内に垂れ込むことで起こる誤嚥性肺炎を防ぐことができます。ただし、カフ圧が**高**すぎる（**$30cmH_2O$ 以上**）と**気道粘膜**の**血流**が**低下**してしまうので**注意**が**必要**です。

カフは**声門**に近すぎると反回神経麻痺を起こす可能性が上がるといわれています。一方で、気管チューブを深く挿入しすぎると気管支に入ってしまい、片方の肺しか換気できない**片肺挿管**を起こす恐れがあるため、胸部Ｘ線で気管チューブの先端位置を確認することが大切です。

●気管挿管を確実に行うための確認方法

気管挿管は最も確実に気道を確保する方法ですが、誤ると気管チューブを食道に挿入してしまう**食道挿管**につながります。気づかずに食道に留置された気管チューブから換気を続けると、完全気道閉塞状態になってしまい、生命の危機にさらされます。

気管挿管の確認方法には、①**胸郭**の**動**き、②**両肺**の**聴診**、③**呼気時**の**気管**チューブ**内面**のくもり、④**上腹部**で**呼吸音**が**聴取**できないこと、⑤**胸部Ｘ線**での**位置確認**などがあります。どれか一つ行えば確実、というものではなく、迅速にこれらの所見をとることが大事です。

最も**確実性**が**高**い**方法**として、$ETCO_2$ モニターによる**呼気二酸化炭素**ガスの**検知**があり、カプノメーターや比色式 CO_2 検出器（イージーキャップ™）の利用が推奨されます。片肺挿管を防ぐには胸部Ｘ線が有用で、成人では気管分岐部から気管チューブ先端までの距離は **2〜6cm** が適切な留置位置とされています。気管支鏡がすぐに使用できる環境であれば、気管支鏡で片肺挿管の有無を確認することもできます。

●経鼻挿管のリスク

気管チューブは口からも鼻からも挿入することができます。鼻から入っている方が患者の苦痛は少ないことから、以前は長期の気管挿管が必要な人に対しては口から鼻に入れ替えていました。

ところが、経鼻挿管による人工呼吸管理は**副鼻腔炎**が必発で、さらに細菌が鼻から気管チューブを伝って気管内に侵入し、**人工呼吸器関連肺炎**が起きやすくなることが知られています。そのため、最近は手術で必要としない限りは経鼻挿管の管理は行われなくなっています。

（森山　潔）

カプノグラム、$ETCO_2$

ICUでは
こんなときに
覚えておきたい

- 患者の換気状態をリアルタイムで評価するとき
- 人工呼吸器装着中に回路トラブルが発生したとき

人工呼吸器装着患者のカプノグラムはなぜ重要ですか？ SpO_2 や一回換気量ではダメですか？

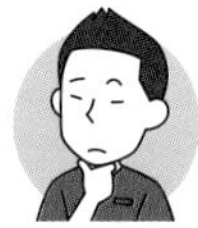

患者の過換気・低換気を評価できるほか、人工呼吸器回路トラブルの早期発見にも役立ちます。

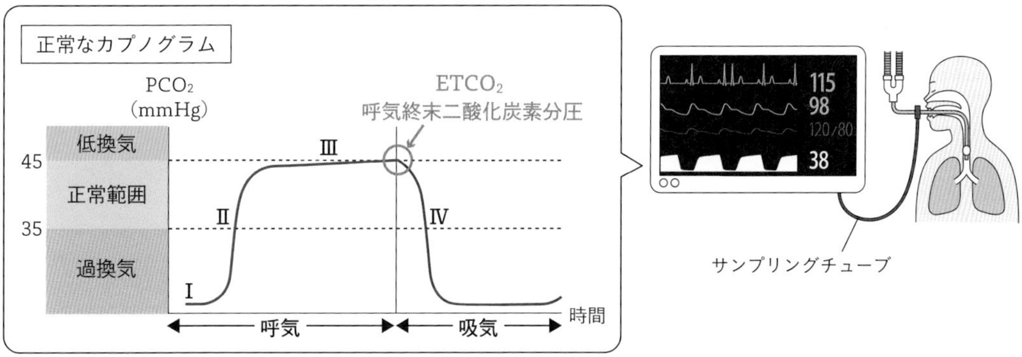

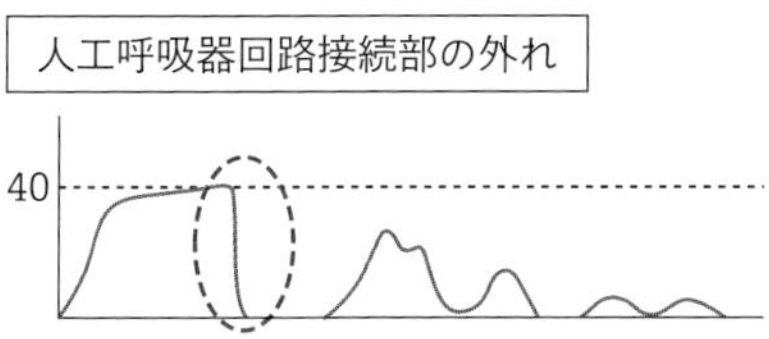

PCO_2 がゼロ付近まで急激に低下する。

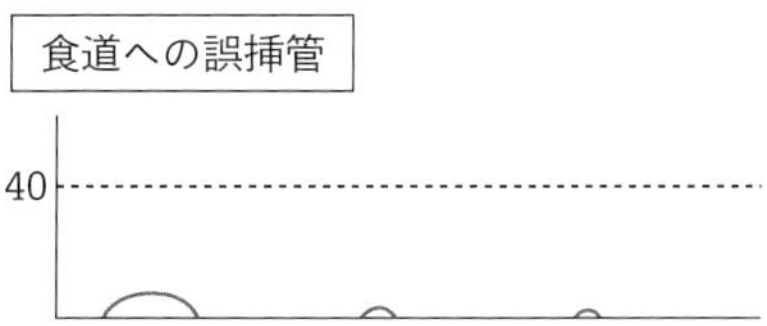

CO_2 が検出されないため波形が消失する。

（文献1を参考に作成）

●カプノグラムでわかること

カプノグラフィ（capnography）は、人工呼吸管理において広く使用されているモニタリング手法の一つで、メインストリーム**方式**とサイドストリーム**方式**の 2 つの測定方式があります。カプノグラフィは、**呼気中の二酸化炭素濃度**をリアルタイムで測定し、カプノグラムとして表示します。これにより、患者のガス交換が適切に行えているかを評価することができるため、人工呼吸管理中のとても大切な指標の一つです。

カプノグラムに変化が生じた場合、**過換気**または**低換気**に陥っている可能性があります。また、人工呼吸器関連のトラブルとして代表的な**回路接続外**れや**食道挿管**が発生した場合にも、カプノグラムを評価することで異常を早期に発見することができます。

ワンポイント知識

●人工呼吸管理中以外にも使えるカプノグラム

カプノグラムは、口元や鼻先にサンプリングチューブを留置することによって、気管挿管をしていない患者にも使用できます。**術後**に**抜管**し ICU へ入室した患者や、**鎮静下**での処置や検査を行う場合には、患者の無呼吸や低換気をいち早く検出するための換気モニタリングとして活用されます。

（石山智之）

ウォッシュアウト効果

ICUでは こんなときに 覚えておきたい

HFNC 装着患者の換気状態をモニタリングするとき

HFNC におけるウォッシュアウト効果とは何ですか？

鼻腔や咽頭腔に滞留する CO_2 を高流量のガスで洗い流し、換気効率を上げることです。

呼気時のガスの流れ

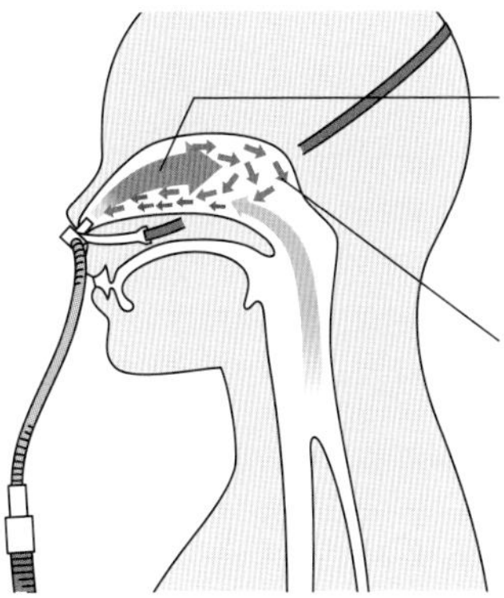

HFNC では鼻腔内を常に高流量のガスが流れる。
鼻腔や咽頭腔に滞留する CO_2 が洗い流され、死腔量が減少する。

HFNC（high-flow nasal cannula：経鼻高流量酸素療法）は、加温・加湿された高流量のガスを安定的に供給することができます。快適性が高く、低酸素血症の管理において、標準的な酸素療法や NPPV の代替としても使用されます。HFNC の治療効果には、**死腔**のウォッシュアウト**効果**、**患者**の**呼吸負荷**の**軽減**、**気道**クリアランスの**改善**があります。

ウォッシュアウト効果を考えるには、死腔の概念を理解する必要があります。**死腔**とは、**解剖学的**にガス**交換**に**直接関与**しない**鼻腔**から**終末細気管支**までの**空間**を指します。一般的な健常成人の解剖学的死腔の容量は、**一回換気量**の **30％程度**（**約 150mL**）です。HFNC では鼻腔内を高流量のガスが流れるため、鼻腔や咽頭腔に滞留する CO_2 を洗い流し、死腔が減少します。これにより、換気の維持に必要な分時換気量が減少し、患者の**呼吸**の**負荷**が**軽減**されます。

（石山智之）

開放型酸素マスク、呼気再呼吸

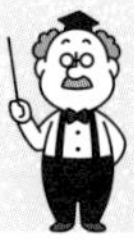

ICUでは こんなときに 覚えておきたい

- 酸素療法デバイスを選択するとき
- 低流量で酸素投与を行うとき

開放型酸素マスクには大きな穴が開いていますが、どういった効果が得られるのですか？

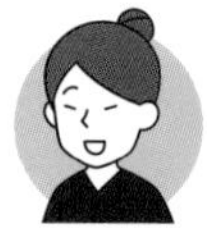

患者の呼気を効率的に排出するため CO_2 が貯留しにくく、再呼吸を防ぐことが可能です。

開放型酸素マスク（オープンフェースマスク）

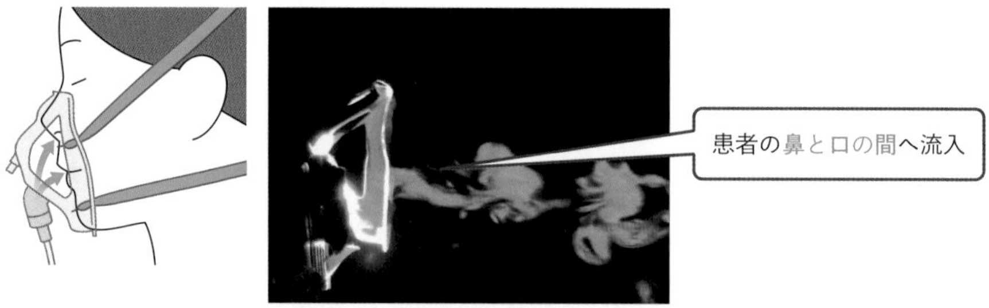

閉鎖型酸素マスク（一般的な簡易酸素マスク）

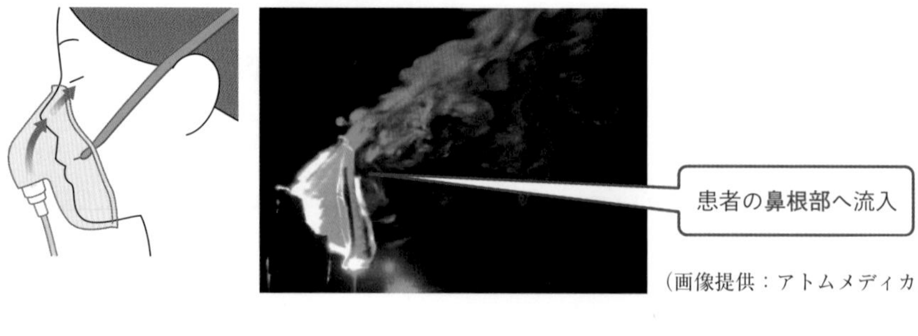

（画像提供：アトムメディカル）

●開放型酸素マスクと一般的な簡易酸素マスクの違い

一般的な簡易酸素マスクは、閉塞感があり、熱や臭いがこもりやすいなどの理由から、患者によっては長時間の装着が困難なことがあります。また、**低流量**（1〜5L/分）で使用されるため、**呼気 CO_2 再呼吸**のリスクがありました。

開放型酸素マスク（オープンフェースマスク）はマスクに大きな穴が開いているため、患者の呼気を効率的に排出します。これにより低流量でも CO_2 が貯留しにくく、CO_2 再呼吸を防ぐことができます。さらに、患者の鼻や口に直接酸素を供給するため、幅広い酸素流量での使用が可能で、鼻カニューラや酸素マスクを酸素流量ごとに使い分ける必要がなく、酸素療法デバイスを一つに統一することができます。

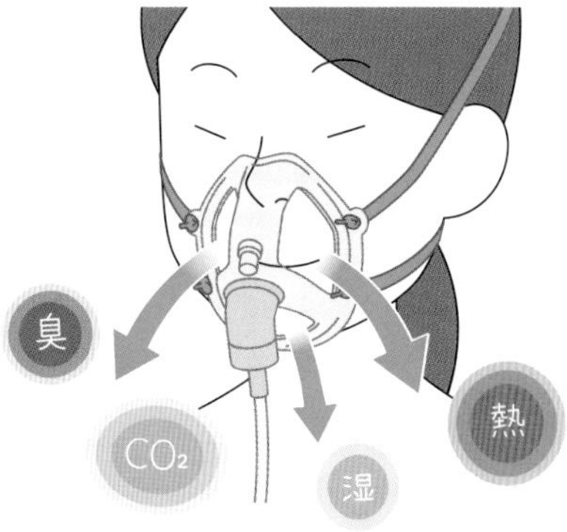

マスクの開口部から患者の呼気を効率的に排出することが可能。

（石山智之）

引用・参考文献

気道抵抗

1）讃井將満ほか編．人工呼吸管理に強くなる：人工呼吸の基礎から病態に応じた設定，トラブル対応まで　誰も教えてくれなかった人工呼吸管理のABC．東京，羊土社，2011，309p.
2）丸山一男．人工呼吸の考えかた：いつ・どうして・どのように．東京，南江堂，2009，271p.

オートPEEP

1）讃井將満ほか編．人工呼吸管理に強くなる：人工呼吸の基礎から病態に応じた設定，トラブル対応まで　誰も教えてくれなかった人工呼吸管理のABC．東京，羊土社，2011，309p.
2）丸山一男．人工呼吸の考えかた：いつ・どうして・どのように．東京，南江堂，2009，271p.

肺コンプライアンス

1）中根正樹．肺胞リクルートメント手技の効果を評価する方法．日本集中治療医学会雑誌．23（6），2016，623-4.

胸郭コンプライアンス

1）Beitler, JR. et al. Effect of Titrating Positive End-Expiratory Pressure（PEEP）With an Esophageal Pressure-Guided Strategy vs an Empirical High PEEP-Fio2 Strategy on Death and Days Free From Mechanical Ventilation Among Patients With Acute Respiratory Distress Syndrome: A Randomized Clinical Trial. JAMA. 321（9）, 2019, 846-57.

呼吸仕事量

1）Lumb, AB. et al. “Pulmonary ventilation”. Nunn's Applied Respiratory Physiology（7th ed）. Edinburgh, Churchill Livingstone Elsevier, 2010, 83-98.
2）瀧健治．“換気のメカニズム（呼吸運動）”．呼吸管理に活かす呼吸生理．改訂版．呼吸のメカニズムと，人工呼吸器のモード選択・設定から離脱まで．東京，羊土社，2012，39.
3）日本集中治療医学会 教育委員会編．“Ⅲ 呼吸：1．基礎”．日本集中治療医学会 専門医テキスト．第3版．東京，真興交易医書出版部，2019，112-6.
4）竹内宗之．呼吸仕事の評価．INTENSIVIST．10（3），2018，535-44.

吸気陰圧

1）尾﨑孝平．“グラフィックモニターで見つけよう！人工呼吸の10大トラブル”．治療戦略のもとにゴールをめざす！ 人工呼吸療法パワーアップガイド．呼吸器ケア 2013年夏季増刊．中根正樹編．大阪，メディカ出版，2013，36-50.
2）磨田裕．“ファイティング／バッキング”．なぜ起こる？ どう防ぐ？ イラストでわかる 人工呼吸器合併症の予防＆ケア．呼吸器ケア 2012年夏季増刊．妙中信之監修．大阪，メディカ出版，2012，204-12.

強制呼気（努力性呼気）

1）岡本洋史ほか．“auto-PEEP”．なぜ起こる？ どう防ぐ？ イラストでわかる 人工呼吸器合併症の予防＆ケア．呼吸器ケア 2012年夏季増刊．妙中信之監修．大阪，メディカ出版，2012，213-7.

相対湿度、絶対湿度

1）Williams, R. et al. Relationship between the humidity and temperature of inspired gas and the function of the airway mucosa. Crit Care Med. 24（11）, 1996, 1920-9.
2）Tucci, MR. et al. Humidification During Invasive Mechanical Ventilation: Less Lung Inflammation With Optimal Gas Conditioning. Respir Care. 60（12）, 2015, 1854-5.
3）ディーン R. ヘスほか．“加湿と人工呼吸器回路”．ヘスとカクマレックのTHE人工呼吸ブック．第2版．田中竜馬ほか訳．東京，メディカル・サイエンス・インターナショナル，2015，123-33.

加温加湿

1）ディーン R. ヘスほか．“加湿と人工呼吸器回路”．ヘスとカクマレックのTHE人工呼吸ブック．第2版．田中竜馬ほか訳．東京，メディカル・サイエンス・インターナショナル，2015，123-33.
2）Plotnikow, GA. et al. Humidification and heating of inhaled gas in patients with artificial airway. A narrative review. Rev Bras Ter Intensiva. 30（1）, 2018, 86-97.

気道クリアランス

1）尾崎孝平．"呼吸理学療法－呼吸リハビリテーション－"．日本集中治療医学会 専門医テキスト．第3版．日本集中治療医学会 教育委員会編．東京，真興交易医書出版部，2019，193-204．
2）宮川哲夫．気道クリアランス法の選択基準．日本呼吸ケア・リハビリテーション学会誌．24（3），2014，298-305．
3）Williams, R. et al. Relationship between the humidity and temperature of inspired gas and the function of the airway mucosa. Crit Care Med. 24（11）, 1996, 1920-9.
4）日本集中治療医学会 早期リハビリテーション検討委員会．集中治療における早期リハビリテーション ～根拠に基づくエキスパートコンセンサス～．日本集中治療医学会雑誌．24（2），2017，255-303．http://www.jsicm.org/pdf/soki_riha_1707.pdf

バッキング、ファイティング

1）Devlin, JW. et al. Clinical Practice Guidelines for the Prevention and Management of Pain, Agitation/Sedation, Delirium, Immobility, and Sleep Disruption in Adult Patients in the ICU. Crit Care Med. 46（9）, 2018, e825-73.
2）Jiang, C. et al. Evaluation of cough peak expiratory flow as a predictor of successful mechanical ventilation discontinuation: a narrative review of the literature. J Intensive Care. 5, 2017, 33.

気管吸引

1）日本呼吸療法医学会 気管吸引ガイドライン改訂ワーキンググループ．気管吸引ガイドライン2023〔改訂第3版〕（成人で人工気道を有する患者のための）．呼吸療法．41（1），2023．https://square.umin.ac.jp/jrcm/pdf/41-1/kikanguideline2023.pdf
2）AARC Clinical Practice Guidelines. Endotracheal suctioning of mechanically ventilated patients with artificial airways 2010. Respir Care. 55（6）, 2010, 758-64.
3）Lorente, L. et al. Ventilator-associated pneumonia using a closed versus an open tracheal suction system. Crit Care Med. 33（1）, 2005, 115-9.

カプノグラム、$ETCO_2$

1）$ETCO_2$とカプノグラム．日本光電ホームページ．https://medical.nihonkohden.co.jp/iryo/nicu/etco2_capnogram.html

開放型酸素マスク、呼気再呼吸

1）オープンフェースマスク．アトムメディカルホームページ．https://www.atomed.co.jp/openfacemask/product/

MEMO

Chapter 3
循環動態のアセスメント

前負荷、後負荷

ICUでは こんなときに 覚えておきたい

- 血管内脱水が疑われる患者や敗血症の患者をみるとき
- PEEP（呼気終末陽圧）や腹腔内圧が高いとき

前負荷って何ですか？

心室が拡張を終えたとき（≒収縮が始まる前）にかかる圧のことです。

前負荷（静脈還流）

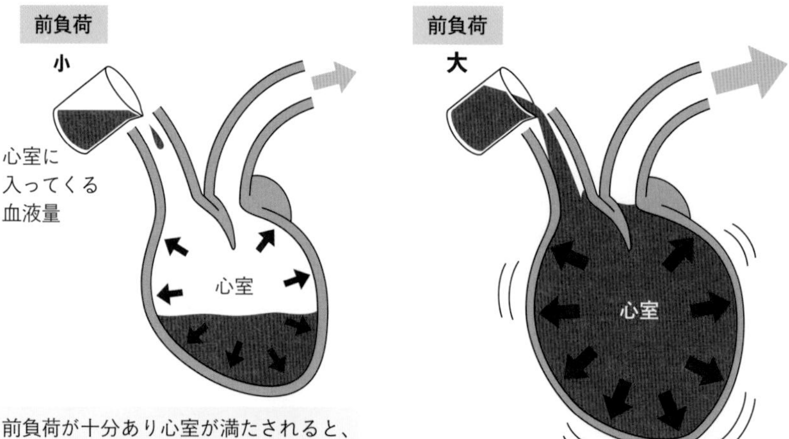

前負荷が十分あり心室が満たされると、
血液をしっかり送り出せるようになる。

前負荷は「プレロード」とも呼ばれます。前負荷は心臓へ戻る血液量に依存するため、静脈から戻ってくる血液の量（**静脈還流量**）と関連づけて考えると理解しやすいかと思います。心室は左右にあるため、**左心室**と**右心室**それぞれに**前負荷**が**存在**します。

●前負荷はどうやって測る？

左心室を中心に考えると、前負荷は左房圧であり、これを直接測るのは難しいです。しかし、肺動脈カテーテルが挿入されていれば、左房圧として**肺動脈楔入圧**（PCWP → p.116）を代用します。エコー検査では、左室拡張末期容積などを指標として用いることもあります。

右心室を中心に考える場合、肺循環では**中心静脈圧**や**右房圧**が前負荷となります。

後負荷って何ですか？

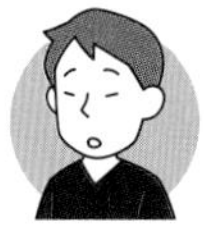

心室が収縮して血液が押し出されるときにかかる負荷のことです。

後負荷（血管抵抗）

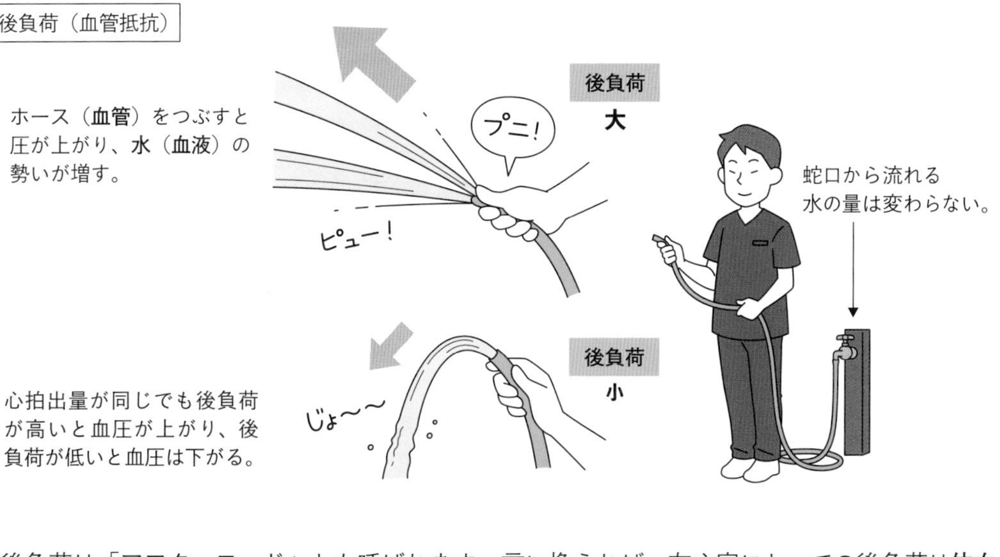

ホース（**血管**）をつぶすと圧が上がり、**水**（**血液**）の勢いが増す。
プニ！
ピュー！
後負荷
大
蛇口から流れる水の量は変わらない。
後負荷
小
じょ～～
心拍出量が同じでも後負荷が高いと血圧が上がり、後負荷が低いと血圧は下がる。

後負荷は「アフターロード」とも呼ばれます。言い換えれば、左心室にとっての後負荷は**体血管抵抗**（→ p.111）、右心室にとっての後負荷は**肺血管抵抗**（→ p.114）です。血管が収縮して血管抵抗が上がると、後負荷が増し、血圧も上がります。逆に、血管が拡張し、血管抵抗が下がると、後負荷が軽くなり、血圧も下がります。

●後負荷はどのように調節する？

初期の敗血症のように血管が拡張する病態の場合、血管収縮薬であるノルアドレナリンやバソプレシンを投与してユルユルになった血管を締め上げ、後負荷を高めます。逆に、後負荷を減らしたいときは血管拡張薬であるニカルジピンなどを投与します。

●人工呼吸器の設定と前負荷は関係あるの？

PEEP（呼気終末陽圧）が高すぎると、全身からの静脈血が右心室系（肺と言い換えることもできます）を通って左心室に戻りにくくなることがあります。同様に、**吸気時間**を延長する場合も同じです。また、**自発呼吸の有無**も影響します。

●ショックのときに補液を負荷しても血圧が上がらないのはなぜ？

その患者の血圧低下の原因が前負荷不足ではないからです。また、心臓の受け入れにも限界があるので、前負荷を上げれば必ずしも血圧が上昇するとは限りません。補液を継続的に行うと、ある時点で心臓が負荷に耐えきれずに“へたれ”てしまいます。心機能の低下した心臓ほど、受け入れの限界が早く訪れ、すぐに“へたれ”ます。

血圧は前負荷以外にも**後負荷、心収縮力、心拍数**によって決定されるので、補液に反応しない低血圧の場合は、前負荷以外の要因を調整する必要があります。

ワンポイント知識

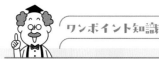

●血圧の計算式

血圧は「**心拍出量×血管抵抗**」で求められます。心拍出量は、1分間に心臓から送り出される血液量であり、「一回拍出量×心拍数」となります。一回の拍出量は前負荷と心収縮力によって決まり、血管抵抗は後負荷によって決まります。これらを式に代入すると、**血圧は「前負荷×後負荷×一回拍出量×心収縮力」**で表すことができます。この式を変形するのは、数学が苦手でもそんなに難しくありませんよ！

（秋元　亮）

一回拍出量、心収縮力

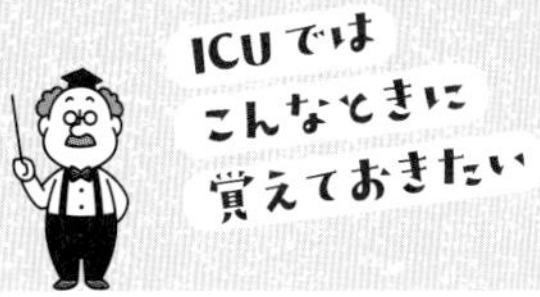

- 補液をしても血圧が上がらないとき
- 昇圧薬を使っているとき

一回拍出量とは何ですか？

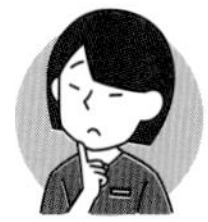

**心臓が一回ドクンと拍動する際に、
心室から送り出される血液量を指します。**

一回拍出量

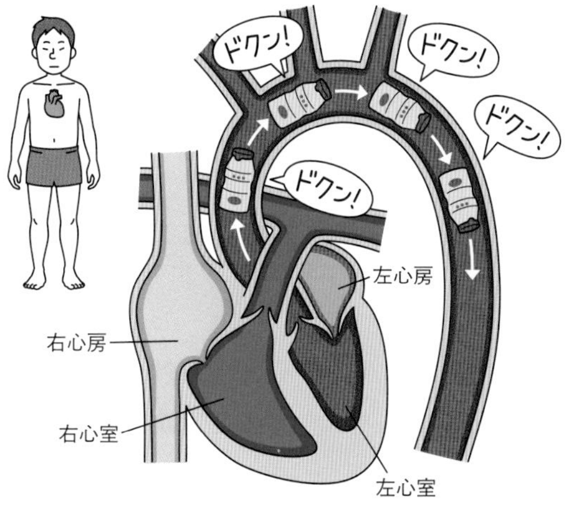

1回の心収縮でヤクルト1本分の血液が送り出される。

心収縮力

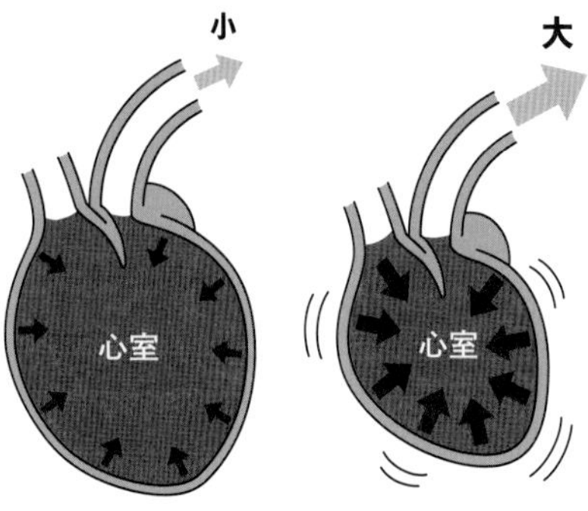

心収縮力が強いと、
より多くの血液を送り出せる。

一回の拍出量は、「**前負荷×心収縮力**」で求められます。心室に血液を受け入れ（**前負荷**）てから、どれだけの力で血液を押し出すか（**心収縮力**）によって決まります。心臓にシャントがない場合（左心室と右心室が正しく隔てられた構造を持つ正常な心臓）であれば、左心室と右心室の一回拍出量は等しくなります。

一回拍出量の**正常値**は、**成人男性**で約 **70mL** です。大まかに言えば、小さなサイズのヤクルト 1 本分と同じくらいの量です。心臓が 1 回拍動するたびに、ヤクルト 1 本分の血液が送り出されるというイメージですね。

●一回拍出量を肺動脈カテーテル以外で簡単に知る方法はある？

低侵襲の心拍出量モニタリングシステムであるフロートラック（FloTrac™）センサーや LiDCO™ を使用することで比較的簡単に測定できます。これらのシステムは**動脈圧波形**から一回拍出量や末梢血管抵抗などを予測し、表示してくれます。ただし、不整脈や弁膜症、呼吸状態の違いなどが影響を及ぼす場合があるため、条件の悪い患者では正確な計測ができないこともあり、注意が必要です。

心収縮力とはどのようなものですか？

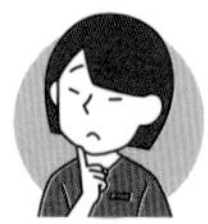

心室が拡張した後、収縮しようとする力のことです。

正常な心臓の心筋は、より引き伸ばされた後に収縮が強まる特性があります。**拡張末期**の**心室**の**容積**が**増加**すると（つまり、**前負荷**が**増**えると）、**収縮**しようとする**力**も**増加**します。この関係は、ともに生理学者であるドイツのフランク先生とイギリスのスターリング先生によってそれぞれ発見されました。前負荷が増えると心収縮力が増加し、一回拍出量が増加する法則を「**フランク - スターリングの法則**」と呼びます。

輸液をして前負荷を上げていけばいくらでも収縮力が強くなるの？

いいえ、そうではありません。心臓には、前負荷を増やしすぎると収縮が逆に悪化するポイント、つまり**前負荷の受け入れに限界**があります。残念ながら、“悪い心臓”ほど前負荷の受け入れが悪く、あっという間に収縮力が低下し、一回拍出量が減少してしまうので注意が必要です。

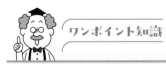

ワンポイント知識

一回拍出量は心エコーでも測定可能

一回の心拍出量は心エコーでも測定できます。**流れる血液**を「**円柱**」と考え、その体積を計算します。一回拍出量は体積（mL ＝ cm^3）なので、**断面積**（cm^2）**×血液の移動距離**（cm）で算出します。大動脈弁や左室流出路の断面積（cm^2）を測定し、心室が一回収縮する際の血液の移動距離（cm）を、血流速度のスペクトルを積分するという理屈で求めます。

（秋元　亮）

心拍出量、心係数（CI）

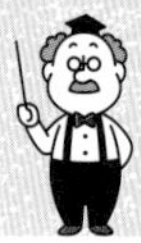

ICUでは こんなときに 覚えておきたい

- 心臓手術後や蘇生後、心不全のとき
- 敗血症のとき

心拍出量は何のために測定するのですか？

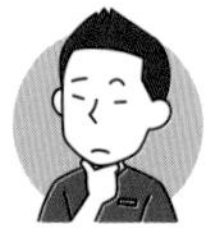

心臓から全身に送られる血液の量を評価するためです。

心拍出量

思いっきり蛇口を開けると
流量が多くなり、水圧も増す。

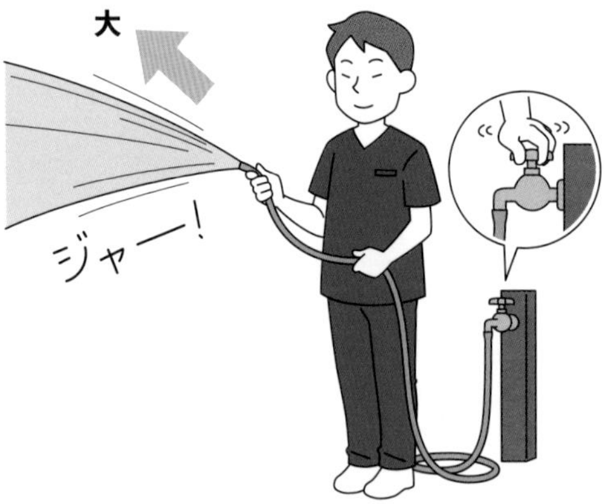

心係数（CI）

同じ心係数になるためには、**体格**（体表面積）によって必要な心拍出量が異なる

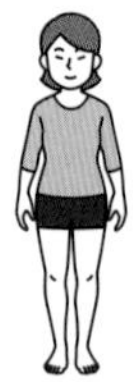

小柄な女性

$$\underset{\text{心係数}}{\text{2.2L/分/m}^2} \times \underset{\text{体格（体表面積）}}{\text{1.5m}^2} = \underset{\text{心拍出量}}{\textbf{3.3L/分}}$$

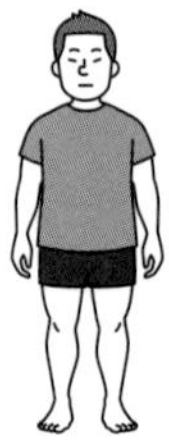

大柄な男性

$$\underset{\text{心係数}}{\text{2.2L/分/m}^2} \times \underset{\text{体格（体表面積）}}{\text{2.0m}^2} = \underset{\text{心拍出量}}{\textbf{4.4L/分}}$$

心拍出量は、心臓から1分間に送り出される血液の量を指します。「**一回拍出量×心拍数**」で計算され、単位は**L/ 分**となります。

心拍出量は、全身への血液供給量を表します。血液は臓器に酸素や栄養を供給するために移動する必要があります。つまり、血圧が高くても、血液が十分に移動しなければ各臓器に十分な酸素を届けることはできません。そのため、心臓から全身にどのくらいの血液が送られているのかを評価する必要があるわけです。

●「心拍出量」と「血圧」の違い

心拍出量は血液の流れ、つまり**血液**の「**灌流量**」を指します。血液の流れのことを「フロー」と言ったりもします。一方、血圧は、**血液**が**血管壁**にかかる「**圧力**」を示すものであり、まったく異なる概念です。

血圧は「**心拍出量×血管抵抗**」で求められます。この式から、**心拍出量**が**増**えれば**血圧**も**上昇**することがわかります。また、心拍出量が低くても、血管抵抗（つまり後負荷）を高めれば血圧を上げることができるとわかります。

●心係数（CI）

心係数はCardiac Indexのことで、「心拍出量÷体表面積」で求められます。体格が大きい人と小さい人では、全身の臓器で必要な血液流量は異なります。そこで、体格による個人差を考慮するため、心拍出量（L/ 分）を体表面積（m^2）で割ります。単位は**L/ 分 /m^2**となり、**2.2L/ 分 /m^2 未満**を**低還流状態**とします。

ワンポイント知識

●ECMOにおいても流量は超重要！

ICUで全身に血液を送るのは心臓だけではありません。そう、ECMOです。見た目はまったく違いますが、血液の流れを生み出す点は同じです。なので、流量（フロー）が超重要です。体格の違いによって必要な流量が変わるので、こちらも**体表面積**で**補正**します。遠心ポンプの場合、**回転数**が**一定**でも**流量**は**後負荷**に**依存**して**常**に**変動**します。ECMOが動いているだけで安心していませんか？ 定期的に流量まできちんと確認するようにしましょう。

●集中治療では、血圧と心係数（CI）のどちらが大切？

結論から言うと、両方重要です。しかし、血圧のみを注視し、実際の血液の流れであるフローがまったく考慮されていない管理を目にすることもあります。**血圧は単なる「圧力」**であり、**血液の流れを示し**ません。血圧が高くても、フローがないと臓器は適切に機能することができないのです。

逆に、血管抵抗（後負荷）が低下し、血圧が低下していても、十分なフローが保たれている場合もあります。ただし、フローは流れやすい部位に優先的に流れてしまうため、血管が狭窄している場合は一定の圧がないと血流が十分でなくなり、**局所的な虚血**が生じる可能性があります。また、**脳灌流**は**平均動脈圧**に**依存**して**自動調節**されるため、血圧が低くなると脳は虚血に陥ります。

（秋元　亮）

MEMO

酸素供給量（$\dot{D}O_2$）、酸素消費量（$\dot{V}O_2$）

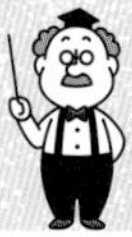

ICUでは こんなときに 覚えておきたい

- 循環不全に陥った重症患者の全身管理が行われるとき
- 体の各組織において酸素が利用できているのかを評価するとき

酸素が全身に行き渡っていることを示す指標はありますか？

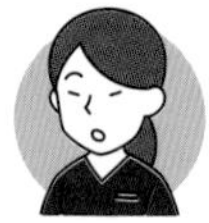

酸素供給量（$\dot{D}O_2$）と酸素消費量（$\dot{V}O_2$）、混合静脈血酸素飽和度（$S\bar{v}O_2$）から推測することができます。

酸素供給量（$\dot{D}O_2$）、酸素消費量（$\dot{V}O_2$）、混合静脈血酸素飽和度（$S\bar{v}O_2$）の関係

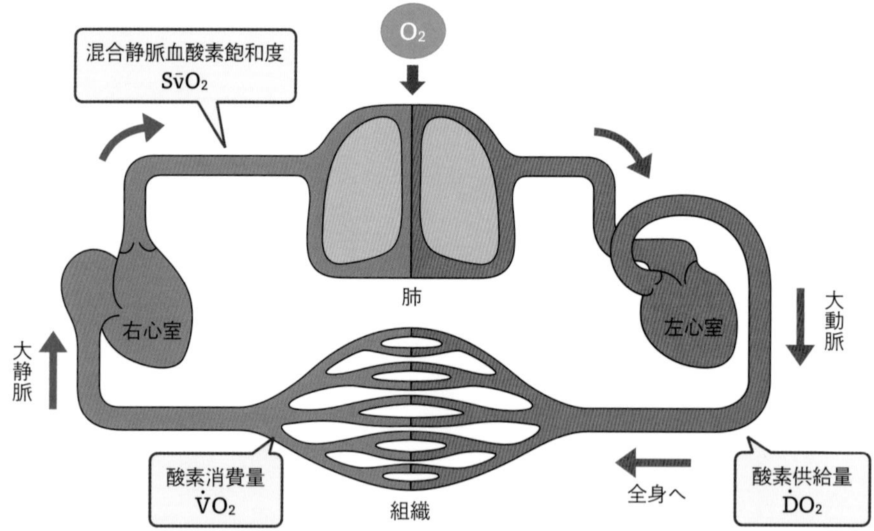

計算式

● $\dot{D}O_2 = CO \times 13.8 \times Hb \times SaO_2$
（CO：心拍出量、Hb：ヘモグロビン値、SaO_2：動脈血酸素飽和度）

● $\dot{V}O_2 = CO \times 13.8 \times Hb \, (SaO_2 - S\bar{v}O_2)$
（$S\bar{v}O_2$：混合静脈血酸素飽和度）

酸素供給量（oxygen delivery；$\dot{D}O_2$）
酸素消費量（oxygen consumption；$\dot{V}O_2$）
混合静脈血酸素飽和度（mixed venous oxygen saturation：$S\bar{v}O_2$）

重症患者の全身管理を行う際、各組織における微小循環も含めた酸素需給バランスを評価する方法はまだ確立されていません。しかし、それらを推測する方法の一つとして、心臓から全身の組織に送られる**酸素供給量（$\dot{D}O_2$）**と全身の組織における**酸素消費量（$\dot{V}O_2$）**、そしてこれらの関係を反映する**混合静脈血酸素飽和度（$S\bar{v}O_2$）**のモニタリングがあります。$S\bar{v}O_2$ は心臓に戻ってきたすべての血液が混ざり合った混合静脈血中の酸素の量を示し、通常は**肺動脈血**から測定されます。この値は全身の酸素需給バランスを反映していると考えられています。

●酸素供給量（$\dot{D}O_2$）と酸素消費量（$\dot{V}O_2$）はどうやって測定する？

酸素供給量（$\dot{D}O_2$）と酸素消費量（$\dot{V}O_2$）は、混合静脈血酸素飽和度（$S\bar{v}O_2$）、心拍出量（CO）、ヘモグロビン値（Hb）、動脈血酸素飽和度（SaO_2）を用いて計算されます。それぞれの指標の低下は、計算式から見て危険な状況であることがわかります。計算式に影響を及ぼす要因を考慮することで、患者の循環動態を評価する手助けとなります。

通常、酸素供給量は酸素消費量よりもはるかに多いです。**酸素消費量は代謝状態のみに依存し、酸素供給量の影響を受け**ないため、組織における酸素摂取を示す最も良い指標の一つとされています。

この式において混合静脈血酸素飽和度（$S\bar{v}O_2$）は、**組織で消費**されずに**肺に戻る酸素の量**を示しており、その数値の低下は酸素代謝における何らかの異常を示唆しています。

●$\dot{V}O_2$、$\dot{D}O_2$、$S\bar{v}O_2$ の値が変化するとどうなる？

体内の各組織における酸素の需給バランスは、さまざまな要因によって変動します。$\dot{V}O_2$ と $\dot{D}O_2$ の均衡を保つために**最初に働く代償機構は心拍出量（CO）の増加**です。これに伴い、交感神経活性化による心拍数の増加、心筋収縮力の増大、そして循環血液量の増加による前負荷の増大が起こります。

$S\bar{v}O_2$ 値は酸素供給量（$\dot{D}O_2$）と心拍出量（CO）によって変化し、通常は**60〜80%**とされています。酸素消費量（$\dot{V}O_2$）の増加は高体温、痙攣、振戦、興奮などで発生し、逆にその減少は鎮静、筋弛緩、体温低下などで生じることがあります。

これも  たいせつ

● SpO_2 が正常値ならば酸素は全身に行き渡っているのでは？

必ずしもそうとは限りません。経皮的動脈血酸素飽和度（SpO_2）は、皮膚を通して測定部位の動脈中の赤血球に含まれるヘモグロビンにどの程度の酸素が結合しているのかを示します。体の各組織に酸素がどの程度供給され、消費されているのかは SpO_2 だけでは十分に評価できないのです。

SpO_2 は測定部位だけ！

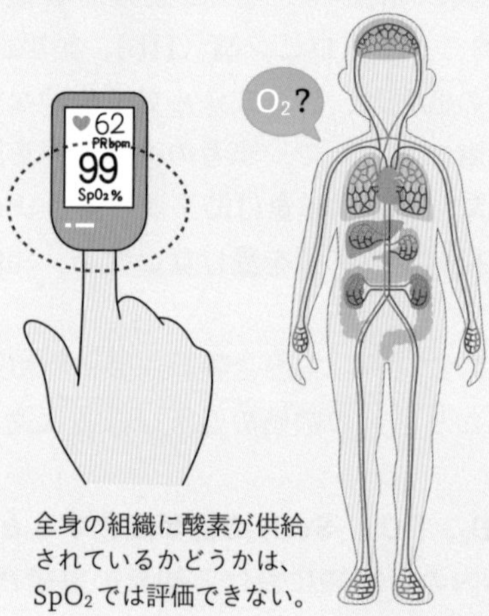

全身の組織に酸素が供給されているかどうかは、SpO_2 では評価できない。

● 循環動態を評価するには血圧の測定だけでは不十分？

血圧測定による評価は、主に**大循環**に関するものになります。微小循環を正確に評価することは簡単ではありませんが、大循環を正常化させる治療だけを行っていると、酸素供給に重要な微小循環の状態が見過ごされ、好ましい結果が得られなくなる可能性があります。混合静脈血酸素飽和度（$S\bar{v}O_2$）などの指標は、酸素需給バランスを評価する目的で用いられ、さまざまな要因で循環不全に陥った重症患者の治療に役立てられています。

（髙橋一則）

体血管抵抗

ICUでは こんなときに 覚えておきたい

- 心不全の病態に対する理解を深めたいとき
- 血管抵抗の変動を伴う循環不全の病態を把握したいとき
- 血管収縮薬や血管拡張薬が使用されるとき

体血管抵抗はどのようなときに変化するのですか？

体血管抵抗は血管の収縮によって増大し、逆に血管が拡張すると低下します。

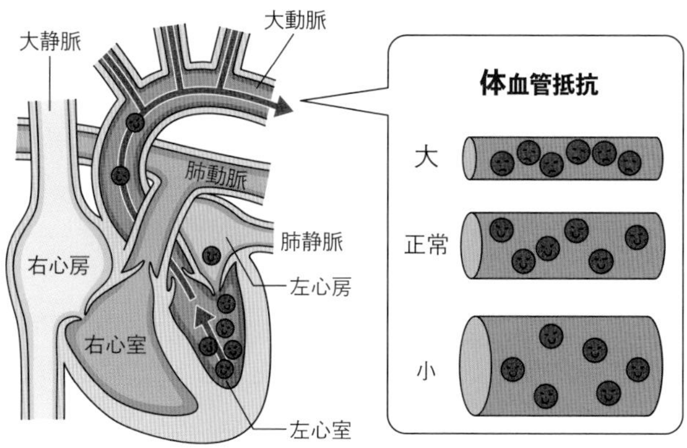

体血管抵抗とは、**体循環**の**血流**に対する**抵抗**を指します。血圧や心臓の**後負荷**（心臓が収縮する際の負荷）を理解する上で重要な概念です。動脈硬化や血管収縮が起こると、体血管抵抗は増大し、逆に血管が拡張すると体血管抵抗は減少します。

体血管抵抗と心不全にはどのような関係がありますか？

体血管抵抗の増大は後負荷の増大につながります。

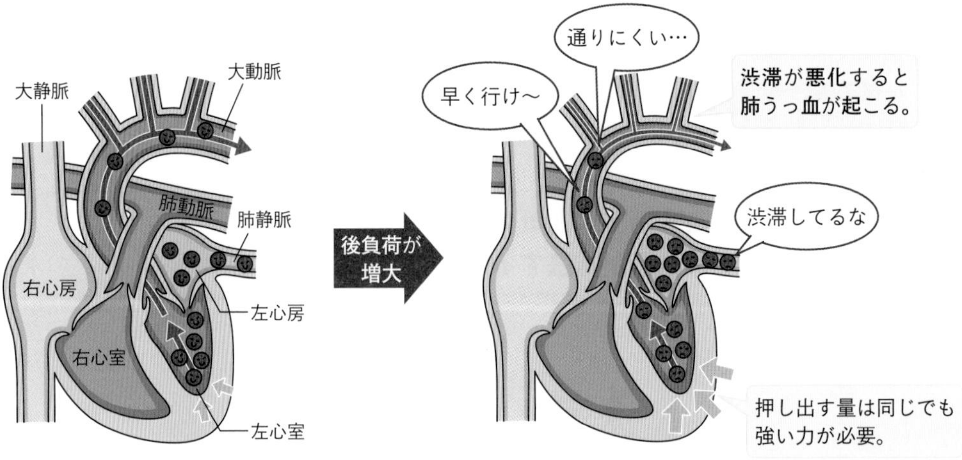

体血管抵抗の増大が後負荷の増大につながり、肺うっ血や尿量低下が起こる。
※大動脈だけでなく全身の動脈が収縮・拡張し、抵抗が変動する。

心不全はさまざまな要素が複雑に絡み合って生じる病態であり、後負荷を考える上で体血管抵抗は重要な要素の一つです。体血管抵抗の増大は後負荷の増大につながり、後負荷が大きすぎると心臓は十分に血液を拍出できず、**肺うっ血**や**尿量低下**につながります。

「**CS1 の心不全**」という言葉を聞いたことがあるでしょうか？ これはまさに**後負荷の増大**による**心不全**を指します。心不全であっても血圧が高いのです。そのため、**血管拡張薬**を使用し体血管抵抗を減らす治療が行われます。

●体血管抵抗と循環不全の関係

前述のように、体血管抵抗の増大が後負荷の増大につながり、心臓のポンプ機能が低下して循環不全を招くだけでなく、**体血管抵抗**が**減少**することで**循環不全**を**招く**こともあります。

具体的には、敗血症性ショックやアナフィラキシーショック、神経原性ショックなどの血液分布異常性ショックが該当します。これらの状態では、血管拡張により体血管抵抗が減少し、**臓器灌流圧**が低下することが問題となります。アドレナリンやノルアドレナリン、バソプレシンなどの治療薬は、血管を収縮させて体血管抵抗を増やし、臓器の灌流を改善することを目的としています。

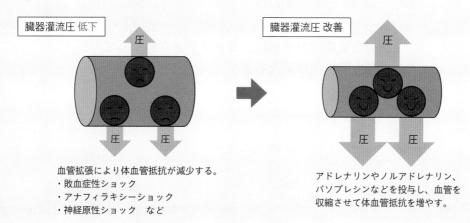

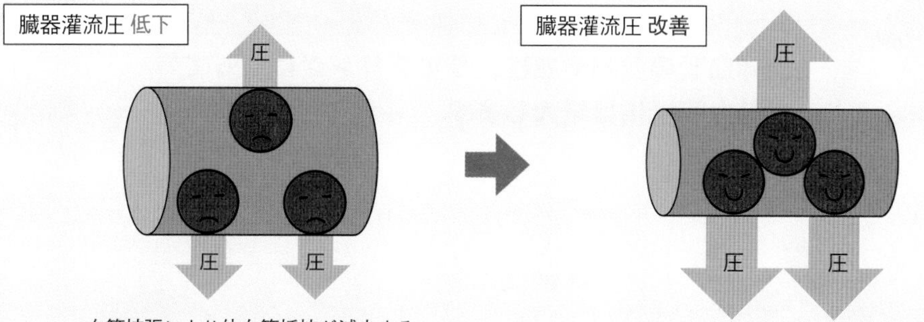

血管拡張により体血管抵抗が減少する。
・敗血症性ショック
・アナフィラキシーショック
・神経原性ショック　など

アドレナリンやノルアドレナリン、バソプレシンなどを投与し、血管を収縮させて体血管抵抗を増やす。

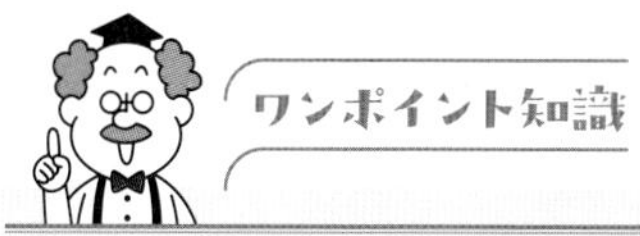

●体血管抵抗の変化と心臓への負荷

体血管抵抗の変化は血圧に大きな影響を与えます。血圧が低いと臓器の循環が保てないことはおわかりいただけると思いますが、血圧が高いと出血リスクを上昇させるだけでなく、心臓にも大きな負担をかけます。ICU では血管収縮薬や血管拡張薬を頻繁に使用しますので、ぜひ体血管抵抗の変化と心臓への負荷について意識してみてください。

（高田壮潔）

肺血管抵抗

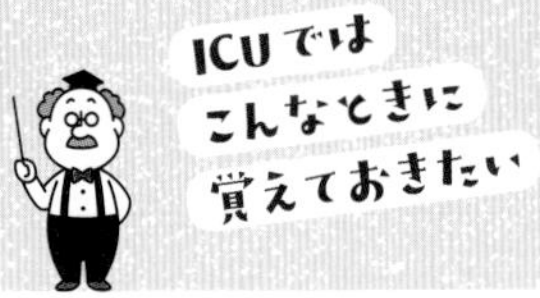

☞ 肺循環と呼吸の関係について理解を深めたいとき

肺血管抵抗はどのようなときに変化するのですか？

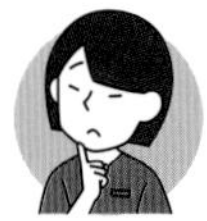

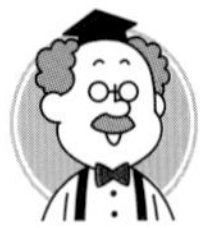

肺血管の収縮や血栓、リモデリングによって肺血管抵抗は増大します。

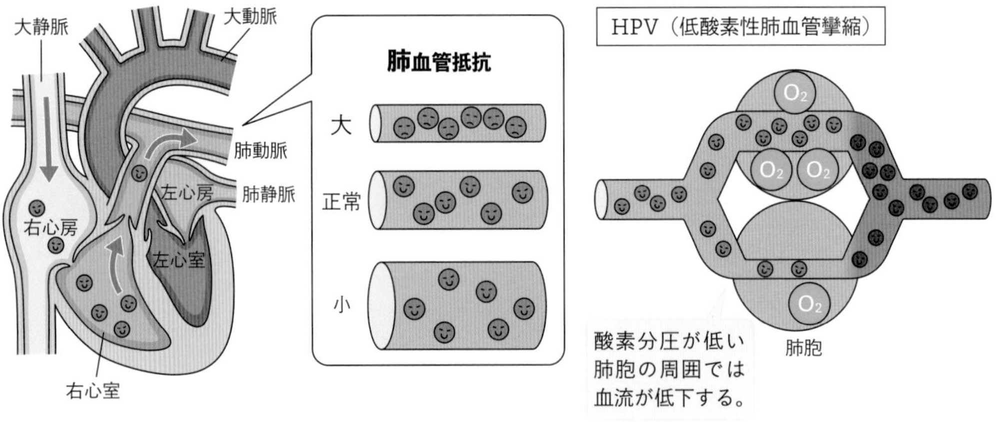

肺血管抵抗とは、右心室から肺を経由して左心房に至る肺循環の血流に対する抵抗を指します。

肺血管には**低酸素性肺血管攣縮**（hypoxic pulmonary vasoconstriction；HPV）と呼ばれるしくみがあります。これは、**酸素分圧**が高くない**肺胞**の**周囲**で**血管**が**収縮**する（**血管抵抗**が**増える**）ことで、相対的に酸素分圧の高い領域の血流を増やしてガス交換を有利にするしくみです。無気肺や喘息、誤嚥、痰の貯留などでも肺血管抵抗は増大します。

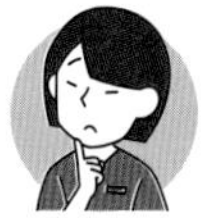

肺血管抵抗が増えると、どのような問題が起こりますか？

肺に血液が流れにくくなり、肺血管に強い負荷がかかるため肺高血圧を引き起こします。

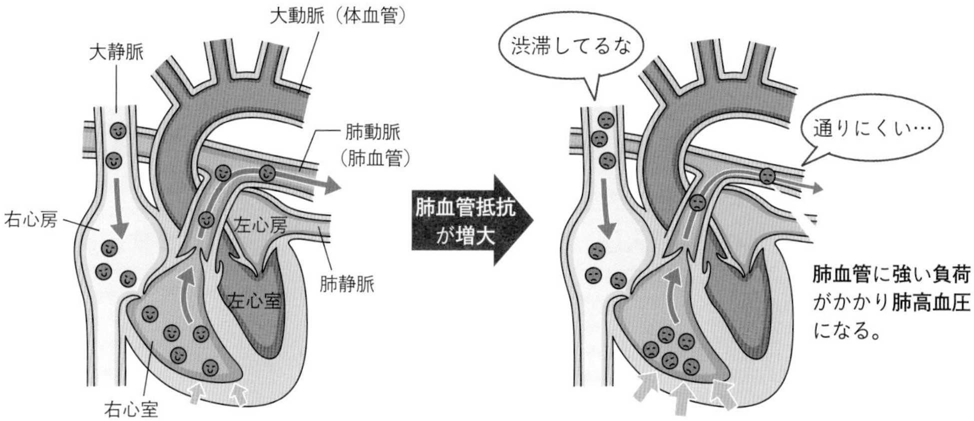

肺血管抵抗の増大が酸素化の悪化につながり、右室にも強い負荷がかかり心臓のポンプ機能が低下する。
※肺動脈の主幹部だけが収縮するわけではない。

押し出す量は同じでも強い力が必要。

肺血管抵抗が増大すると、肺への血流が滞りやすくなります。これにより肺血管自体に負担がかかり、やがて**肺高血圧**となります。不良な肺血流は**酸素化の悪化**につながり、呼吸不全を引き起こします。また、**右心室**には**大きな負荷**がかかり、その負担に耐えきれなくなれば右心不全に進行することがあります。右心不全を来すと右心室のポンプ機能が衰え、全身から心臓へ戻ってくる血液がうっ滞してしまうため、全身の浮腫や肝臓・腎臓・腸管などの臓器障害が生じます。

肺血流の**低下**は**酸素化**の**悪化**と**密接**に**関連**します。さらに、急激に大きな肺血栓が生じると、左心系へ血液をうまく送れずに著しい循環不全を引き起こし、時には心停止に至ることもあります。

（高田壮潔）

肺動脈圧（PAP）、肺動脈楔入圧（PCWP）

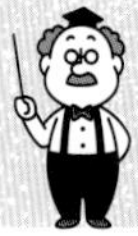

ICUでは
こんなときに
覚えておきたい

- 肺高血圧患者のケアをするとき
- 心不全患者のケアをするとき

肺動脈楔入圧（PCWP）は、肺動脈圧（PAP）とは何が違うのですか？

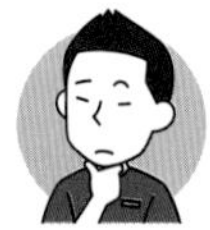

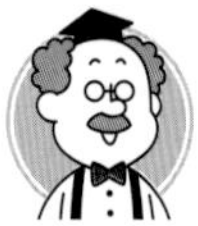

肺動脈楔入圧（PCWP）は左心房の圧に近似します。

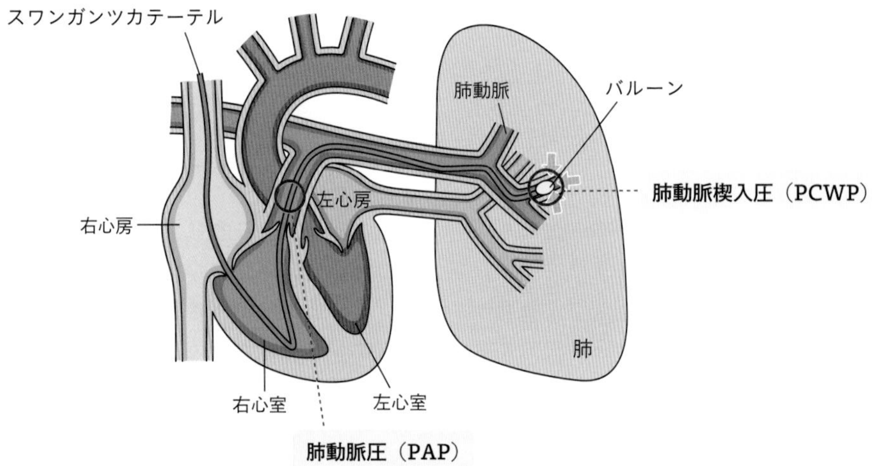

肺動脈圧（pulmonary artery pressure；**PAP**）はまさに肺動脈にかかる血圧のことで、**肺高血圧の指標**となります。

肺動脈楔入圧（pulmonary capillary wedge pressure；**PCWP**）は、肺動脈の分枝をバルー

ン付きカテーテルで一時的に塞いだ際に、カテーテル先端にかかる圧を表します。これは **PAWP**（pulmonary artery wedge pressure）と略すこともあります。右心室の拍動から遮断された静水圧を計測しているため、肺血流の向かう先にある**左心房の圧**に近い値を示します。いずれもスワンガンツカテーテルを用いて測定できます。

肺動脈楔入圧（≒左房圧）には臨床上どのような意義がありますか？

肺うっ血や前負荷の程度を知るための指標になります。

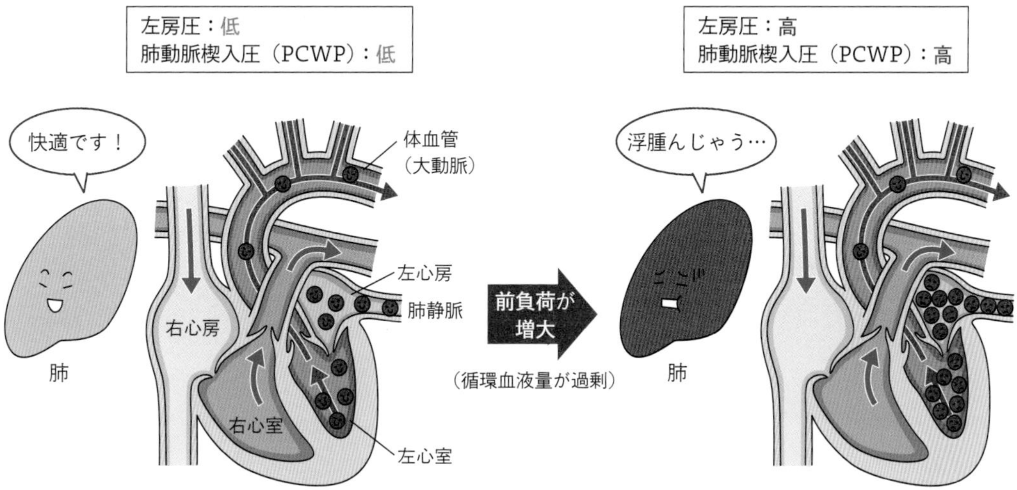

肺動脈楔入圧は肺血管の静水圧を示し、**肺うっ血の程度を知るための指標**になります。また、左房圧に近似しているため**左心室の拡張末期圧の指標**である**前負荷**（心臓が収縮する前にかかる負荷）の指標ともなります。

循環血液量が多い場合、肺動脈楔入圧は高くなり、このような心不全の場合、利尿や除水などによって循環血液量を減らす（前負荷を下げる）ことで症状の改善が期待できます。ただし、僧帽弁逆流や肺血管抵抗の増大があると、肺動脈楔入圧は高くなる傾向があります。そのため、**肺動脈楔入圧**が**高い**と**必ずしも循環血液量**が**多い**わけではないことに留意する必要があります。

●肺動脈圧が高いとどうなる？

肺動脈圧が高いということは、**肺高血圧**を意味します。**肺血管抵抗**（→ p.114）が上昇していることが多く、肺への血液が流れにくくなっており呼吸不全の原因となります。

肺高血圧は、その原因によって大まかに第 1 群から 5 群に分類され、それぞれ治療方法は異なります。抗凝固治療、血栓の摘除手術、肺動脈バルーン拡張、血管拡張薬などが選択されます。

ICU では血管拡張薬によってコントロールされることが多く、エポプロステノール（フローラン®）やトレプロスチニル（トレプロスト®）、ミルリノン（ミルリーラ®）などさまざまな薬剤があります。これらの機序は異なりますが、いずれも肺血管抵抗を低下させて肺血流を改善させる効果があります。

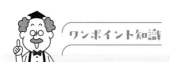

ワンポイント知識

●安静時の平均肺動脈圧（mean PAP）

安静時の平均肺動脈圧（mean PAP）は概ね **15mmHg 以下が正常**ですが、現在は **25mmHg 以上が肺高血圧の目安**とされています[1]。同様に、肺動脈楔入圧も通常は 15mmHg 以下です。患者のケアにおいて肺動脈圧や肺動脈楔入圧に着目してみると病態理解に役立つかもしれません。

（高田壮潔）

大理石様皮膚所見、末梢性チアノーゼ

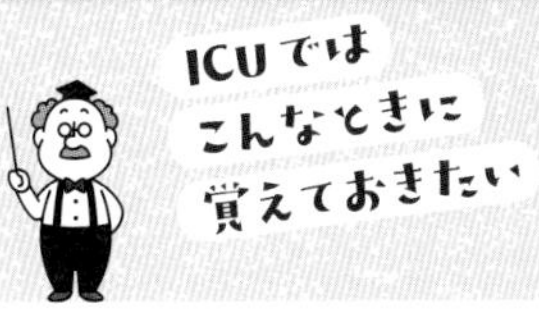
ICUでは
こんなときに
覚えておきたい

- 患者の皮膚を観察して循環不全の徴候をアセスメントするとき
- 微小循環障害や末梢循環障害、および臓器虚血の可能性を考慮するとき

大理石様皮膚所見や末梢性チアノーゼが見られたら何に注意すればよいですか？

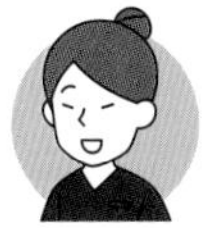

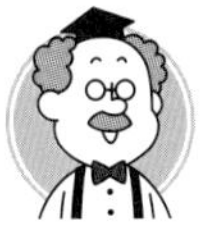

ほかの臓器も虚血に陥っている可能性があるため、早急な循環改善が必要です。

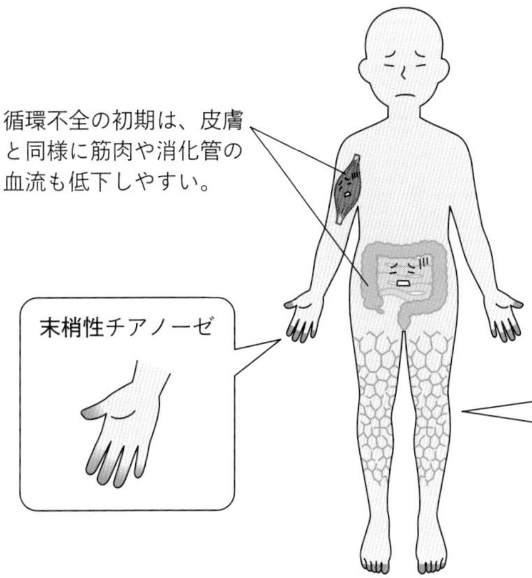
循環不全の初期は、皮膚と同様に筋肉や消化管の血流も低下しやすい。
末梢性チアノーゼ

大理石様皮膚所見

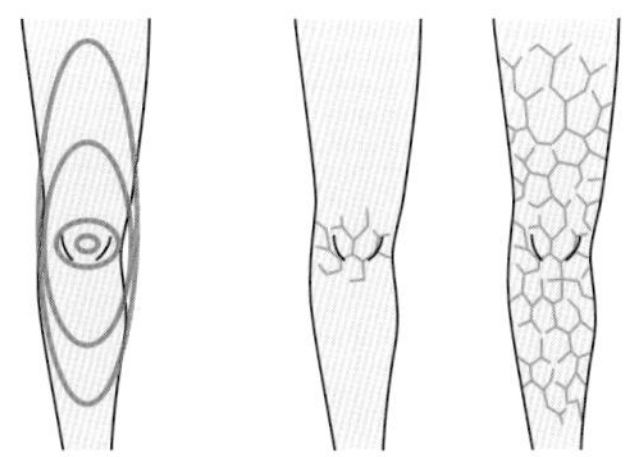
（スコア 2）
（スコア 4）

Mottling score	
0	大理石様皮膚所見を認めない
1	膝の中央にコインサイズの小さな大理石様皮膚所見がある状態
2	膝蓋骨の上縁まで
3	大腿の下半分まで
4	鼠径部まで
5	鼠径部を超える範囲

皮膚の色調変化は初期の循環不全徴候

大理石様皮膚所見は、「網状チアノーゼ」や「網状皮斑」とも言われます。主に下肢、時に上肢や体幹に出現する**網目状の皮膚の色調変化**で、大理石のような見た目を呈します。英語では「mottled skin」や「mottling skin」と呼ばれます。

末梢性チアノーゼは、**四肢末梢の色調**が**青白く変化**する**状態**を指します。このような所見が出現する部位には循環不全が生じていることを意味しています。

循環不全の**初期**は、**筋肉**や**消化管**などの**臓器**の**血流**も**低下**しやすく[1]、皮膚の循環不全徴候が見られた場合はほかの臓器も虚血に陥っている可能性があります。したがって、患者の血圧が保たれていたとしても、早急に循環を改善させる必要があります。

大理石様皮膚所見の評価方法

大理石様皮膚所見の評価には、「**mottling score**」という半定量的な指標があります[2] これは膝を中心に評価します。敗血症性ショック患者では、スコアが高いほど死亡率が高く、治療開始後にスコアが低下した場合は予後が良いと報告されています[2、3]。つまり、mottling score で経時的な変化を追うことは、治療の有効性や患者の状態改善を判定する上で重要と言えます。

末梢性チアノーゼの評価方法

末梢性チアノーゼに関連した簡便で定量的な指標として、**毛細血管再充満時間（capillary refill time；CRT）**が広く使用されています。手指の爪床を５秒間圧迫し、圧迫解除から元の色調が戻るまでの時間を測定します。**色調回復**に**２秒以上**かかる**場合、末梢循環障害の可能性**があると判断されます。敗血症性ショック患者の全身状態の指標として乳酸値がよく知られていますが、CRT も同等に有用であるという報告もあります[4]。

mottling score や CRT は非侵襲的で簡単に測定できる指標ですが、臨床的に重要な意義を持ちます。したがって、これらの指標を日常的に観察する習慣を身につけるよう心がけましょう。

Perfusion Index（灌流指標）

生体情報モニターに表示される「PI」や「Perf」という項目に見覚えがある人も多いのではないでしょうか。これらはいずれも「Perfusion Index」の略称であり、パルスオキシメーターで測定される指標です。詳しい測定原理は省略しますが、指先を灌流する動脈血の量を反映するため、微小循環の指標として近年注目されています。PI がおおよそ 1 を切ると、**微小循環に問題**があると判断されます。mottling score や CRT と同様、非侵襲ながら有益な指標ですので、モニターを見る際はバイタルサインと一緒にチェックしてみましょう。

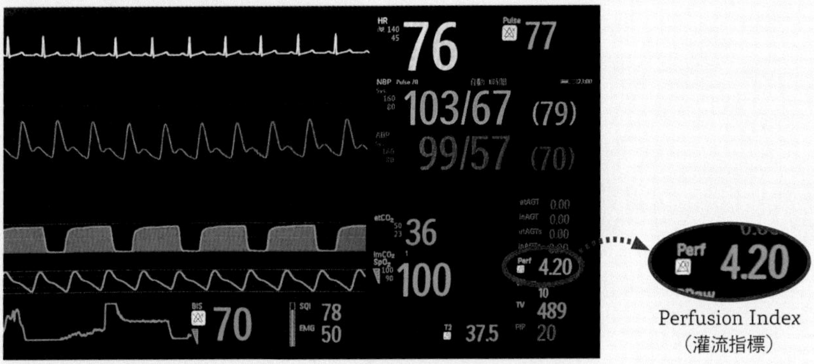

Perfusion Index
（灌流指標）

（岡野駿介）

ウォームショック、コールドショック

ICUでは こんなときに 覚えておきたい

☞ 敗血症性ショック患者の循環不全の程度を知りたいとき

ウォームショック、コールドショックとは どのような状態ですか？

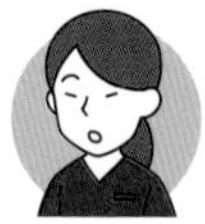

ウォームショックは敗血症性ショックの初期症状であり、コールドショックはさらに重篤な状態です。

ウォームショック

敗血症性ショック初期の状態

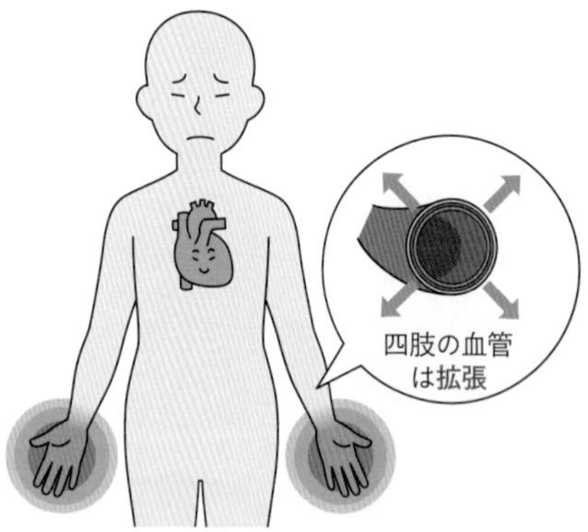

末梢の血流や四肢の温度は保たれる。

コールドショック

敗血症性ショックの中でも重篤な状態

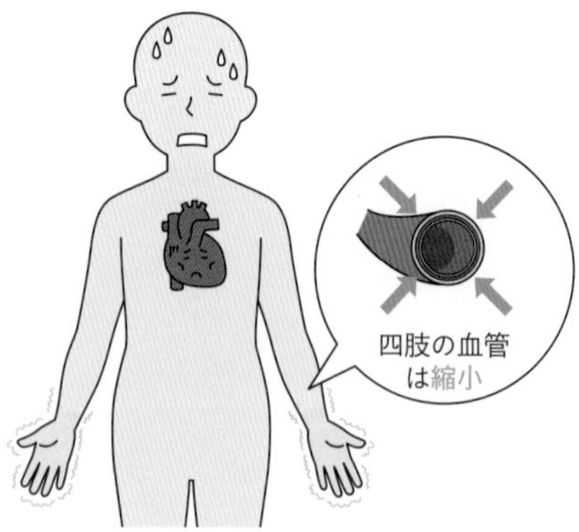

末梢の血流が減少し、四肢の冷感を呈する。

●ウォームショック

通常、ショックの患者では**心拍出量**が**低下**し、血圧も下がることが一般的です。その結果、末梢の血流が減少するため四肢は冷感を呈します。しかし、敗血症性ショックの患者やその前段階にいる患者では、心拍出量は横ばい、あるいは高度の炎症に伴い増加することがあります。この状態では、起因菌が産生する毒素や、生体の過剰な免疫反応によって生じる炎症性サイトカイン、血管内皮細胞の障害によって**末梢血管**が**拡張**します。その結果、**血圧**は**低下**するものの、**末梢の血流**や**四肢**の**温度**は**比較的保**たれることから、敗血症性ショック初期のこの状態は「ウォームショック」と呼ばれています。

体内循環を「オームの**法則**」に置き換えて考えると、一般的なショックは**電流**（**心拍出量**）の低下が電圧（血圧）の低下につながりますが、敗血症性ショックでは**抵抗**（**末梢血管抵抗**）が低下するため、電圧（血圧）が低下するのです。

●コールドショック

敗血症では、血管内皮障害により血管透過性が亢進し、血管外に体液やタンパク質が漏出することで循環血液量が減少します。また、敗血症が重症化すると敗血症性心筋症と呼ばれる心筋障害が生じ、心収縮力や拡張能の低下が見られるようになります。循環血液量の減少や心収縮力の低下により心拍出量の減少が顕著になると、**当初**は**灌流**されていた**末梢**の**血管**も**循環障害**に**陥り**、**四肢**は**冷感**を**呈**するようになります。この状態は「コールドショック」と呼ばれ、敗血症性ショックの中でもより重篤な状態とされます。

末梢温が何℃からコールドショックというのですか？

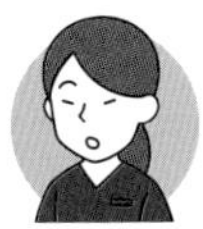

敗血症性ショックを区別するための明確な基準は確立されていません。

敗血症性ショックを区別するための皮膚温の明確な基準は確立されていません。なぜなら、実際の敗血症ショックの治療は、何℃以上であればこの治療法、何℃以下であればこの治療法、と単純に決められるものではないからです。

敗血症では、末梢血管抵抗の減少、循環血液量の減少、心機能の変化が複合的に生じます。そのため、皮膚の温かさとバイタルサインを基に患者の病態をある程度推定しつつ、そのほかの身体所見（例えば**大理石様皮膚所見**や**末梢性**チアノーゼ→ p.119）、血液検査や血液ガス分析、画像検査、心臓超音波検査などから総合的に患者の状態を判断し、治療法を選択する必要があります。
ただし、**当初**はウォームショックであった**患者**の**皮膚**が冷たくなってきた**場合**は**注意**が**必要**です。そのような状況では、バイタルサインが変化していなくても、前述のように患者の全身状態が悪化している可能性があるため、治療方針の変更や追加の処置が必要になる場合があります。
皮膚温の観察は簡便で非侵襲でありながらも、重要な情報が得られるため非常に有益です。日々の患者対応の際には、皮膚も触ってみるよう心がけましょう。

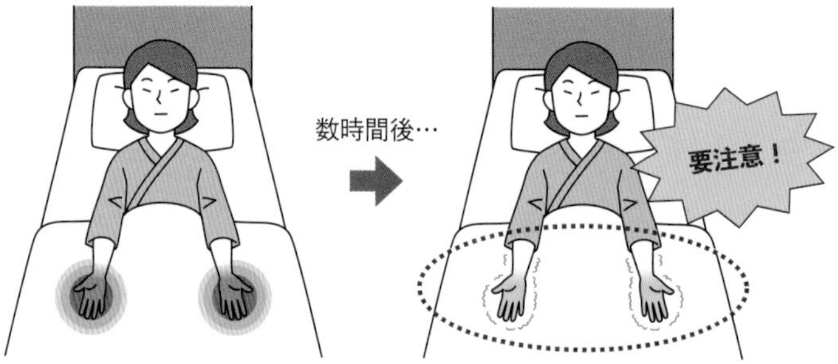

バイタルサインに変化が見られなくても、
最初はウォームショックだった患者の皮膚が冷たくなる場合は要注意。

（岡野駿介）

心原性肺水腫

ICUでは
こんなときに
覚えておきたい

- 急激な血圧低下や呼吸困難を生じ、心原性肺水腫が疑われる場合
- 患者の呼吸障害が改善せず、非心原性肺水腫との識別を必要とする場合

心原性肺水腫はどのようにして起こるのですか？

心臓のポンプ機能が低下すると左心房内の圧力が上昇し、肺毛細血管から肺胞へ液体が漏れ出します。

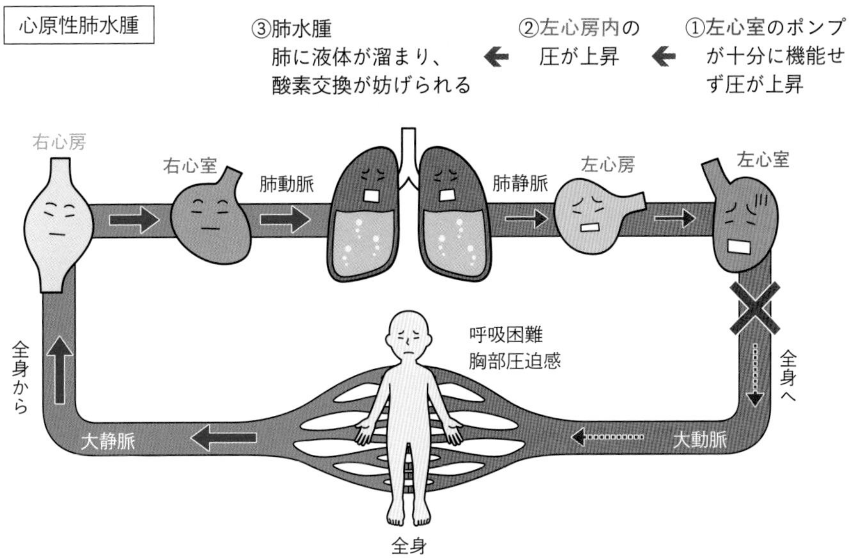

心原性肺水腫の病態・鑑別

心原性肺水腫は一般に、心臓の収縮能力が低下する急性または慢性の心不全によって引き起こされ、患者は**急激**な**呼吸困難**や**胸部**の**圧迫感、時**には**仰臥位**での**呼吸困難**の**状態**となります。これらの症状は肺に液体が溜まることで酸素交換が妨げられるために起こります。

臨床的には、患者の症状、身体所見、胸部X線、心電図、血液ガス分析の結果を基に診断されます。心エコー検査で心機能を評価して診断します。

治療法

治療はまず、急性症状の緩和から始めます。酸素療法や非侵襲的な呼吸サポート、体位変換、速効性のある利尿薬投与が行われます。さらに、心不全の管理として強心薬による治療を行い、必要に応じて、冠動脈疾患や弁膜症への介入、機械的循環補助や緊急手術が必要になることもあります。

ICUにおける看護のポイント

患者の呼吸状態などのバイタルサインを継続的にモニタリングし、適切な治療を提供することが最優先です。特に、**酸素飽和度**と**呼吸数**の**変動、肺音**を注意深く観察します。利尿薬の効果やほかの治療介入に対する反応を評価するために、**尿量**のモニタリングも重要です。**心電図**のモニタリングでは不整脈の発生を監視し、循環動態の変化に敏感に対応することが必要です。

心理的サポートも不可欠で、患者や家族に状況を適切に説明し、不安を軽減することは看護師の重要な役割となります。肺水腫の患者は病態が急変しやすいため、これらの監視と介入が生命を救うことにつながります。

非心原性肺水腫との鑑別診断

鑑別が必要な場合として非心原性肺水腫が挙げられます。鑑別診断が必要な場合は、**胸部X線、CT、心エコー検査**を行い、場合によっては肺動脈カテーテルを用いて**肺動脈楔入圧**（PCWP）を測定することもあります。PCWPが正常範囲であるにもかかわらず、肺水腫が観察された場合には非心原性肺水腫の可能性が疑われます。

●心原性肺水腫に対する NPPV

心原性肺水腫に対する NPPV（非侵襲的陽圧換気）は、**低酸素血症**による**心収縮力**の**低下**や**肺血管抵抗**の**上昇**、**右室後負荷**の**増大**などの**悪循環**を**防**ぐために**行**われます。具体的な設定としては、PEEP を 5～8cmH_2O、吸入酸素濃度（F_IO_2）を 0.4 以上に設定し、SpO_2 は 95%以上に保ちます。肺胞内浮腫液の漏出や呼吸筋の疲労による酸素化・換気障害の進行を防ぐことが重要です。

（早坂達哉）

クリニカルシナリオ1（CS1）、アフターロードミスマッチ

ICUでは こんなときに 覚えておきたい

- 急性心不全患者に対して初期治療が行われるとき
- 急性心不全による呼吸困難があり、急性心原性肺水腫が疑われるとき

クリニカルシナリオ1（CS1）の特徴的な病態は何ですか？

後負荷の増大によって血圧が上昇する「アフターロードミスマッチ」が起こります。

クリニカルシナリオ1（CS1）の心不全の病態

①交感神経賦活化・後負荷の増大により血圧が上昇 → ②左心室の圧が上昇 → ③左心房の圧が上昇 → ④肺水腫

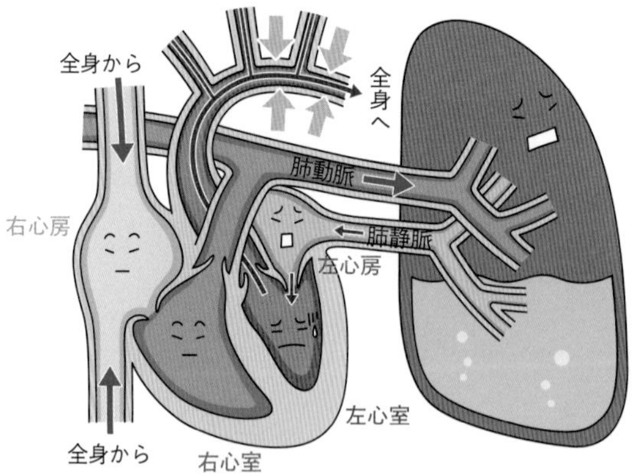

アフターロードミスマッチ

CS1の心不全では**後負荷の増大**による血圧の上昇が特徴。

	CS1	CS2	CS3
特徴	急性心原性肺水腫	全身的な体液貯留（溢水）	低心拍出・低灌流（心原性ショック含む）
収縮期血圧	140mmHg以上	100～140mmHg	100mmHg以下

クリニカルシナリオ（CS）の分類と診断

クリニカルシナリオ（CS）は、急性心不全に対する初期対応のための分類であり、患者が急に呼吸困難を示した際にはCS1、CS2、CS3の識別が必要となります。これらは**単独**の**病態**として**把握**されるものではなく、**症状**が**複合**して**現れる場合**もあります。

診断は、まず患者の臨床症状、身体所見、バイタルサイン、および診断検査結果（心電図、胸部X線、血液ガス分析など）を詳細に評価します。胸部X線では肺水腫の有無を確認し、診断を進めます。

CS1の**病態**では、**後負荷**の**増大**による**血圧**の**上昇**（アフターロードミスマッチ）が**特徴**です。起坐呼吸とSpO_2の低下が併発し、**肺うっ血**の**解除**が必要となります。心不全での初期段階では循環が維持されているように見えますが、交感神経が活性化して**冷や汗**、**末梢冷感**、**大理石様皮膚所見**が認められる場合は注意が必要です。

CS1の治療法

CS1における治療は呼吸と循環の両方を考慮する必要があり、呼吸困難を呈する肺水腫の治療にはNPPVの使用が推奨されます（→ p.127）。必要に応じて血管拡張薬を持続静注し、血圧コントロールを行います。また、体液過剰が生じている場合は利尿薬の投与が必要となります。

ICUにおける看護のポイント

意識、心拍数、血圧、酸素飽和度、呼吸数をモニタリングし、変化があれば迅速に対応する必要があります。そのためには、**呼吸状態**の評価と管理、利尿薬使用に伴う**尿量**の変化や**電解質**バランスのチェックが重要となります。患者の症状に応じて柔軟に対応し、継続的なモニタリングと治療効果の観察を行うことが不可欠です。

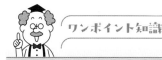

ワンポイント知識

収縮期血圧による区分

収縮期血圧140mmHg以上をCS1、100〜140mmHgをCS2、100mmHg以下をCS3とする区分がありますが、これは目安であり、臨床症状や身体所見、患者の背景を総合的に考慮し、鑑別診断と治療を進めることが重要です。それぞれのカテゴリーに該当する病態の特徴を理解し、個々の患者の状況に合わせた適切な対応を行うことが必要です。

（早坂達哉）

深部静脈血栓症、肺血栓塞栓症、肺梗塞

ICUでは こんなときに 覚えておきたい

- ベッド上安静が長期間に及ぶ患者を担当するとき
- 手術後の患者が初めて離床した際に突然呼吸困難を訴えたとき

深部静脈血栓症、肺血栓塞栓症、肺梗塞とはどのような疾患ですか？

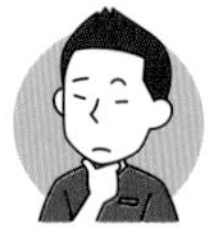

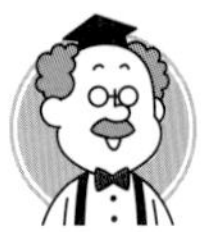

下肢や骨盤内の静脈で形成された血栓が肺動脈に詰まってしまう疾患です。

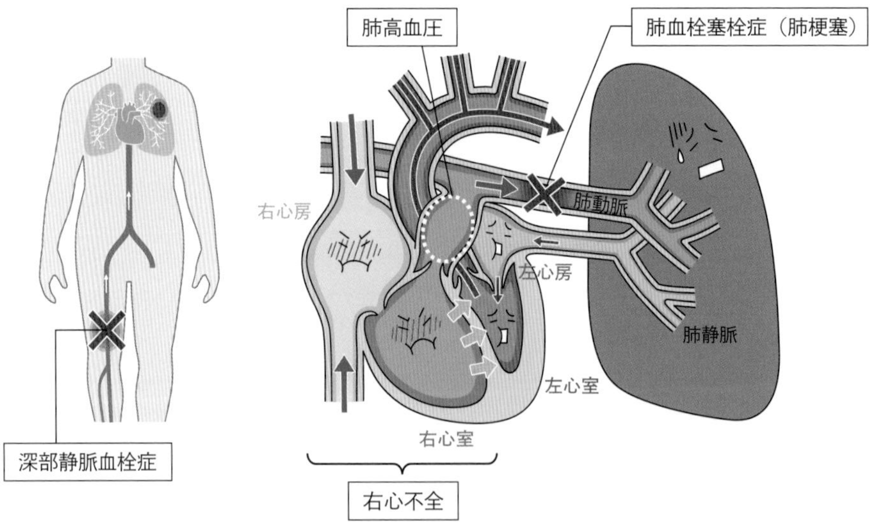

下肢または骨盤内の静脈に血栓が形成される病態を**深部静脈血栓症**といいます。この血栓が剝がれて肺動脈まで運ばれ、塞栓することで**肺血栓塞栓症**となり、さらに肺の組織が壊死に陥ると**肺梗塞**と呼ばれます。小さな血栓では症状がほとんどないこともありますが、大きな血栓が詰まると、右心不全によるショックや突然死を引き起こす可能性があるため、注意が必要です。

どのようなときに肺血栓塞栓症を疑いますか？

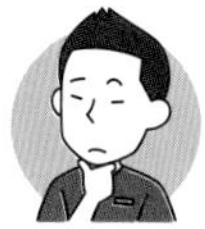

安静解除の際に突然の呼吸困難や胸痛が見られたら この疾患を疑いましょう。

肺血栓塞栓症の症状には**呼吸困難**や**胸痛**がありますが、無症状の場合もあります。下肢や骨盤内の静脈にできた血栓は、起立・歩行などで動いた際に遊離して発症すると考えられています。そのため、安静を解除して最初に歩いたときや、排便・排尿時、体位変換時などに特に注意が必要です。また、右心不全からショックとなり初めて認識される場合もあるので、早期の発見と対応が重要です。

深部静脈血栓症のリスクが高いのはどんな人ですか？

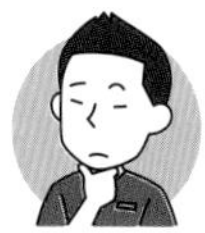

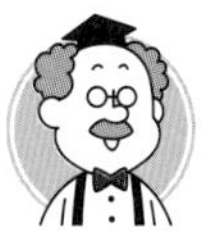

術後患者、長期臥床患者、悪性疾患、妊婦などで 注意が必要です。

血栓の形成には「Virchow の三徴」と呼ばれる 3 つの要因が関係しています。①**血流の停滞**、②**血管内皮障害**、③**血液凝固能の亢進**です。これらの異常がある患者では血栓のリスクが高まります。

注意すべき**リスク因子**として、術後患者、肥満、エストロゲン治療を受けている人、下肢静脈瘤、高齢、長期臥床、うっ血性心不全、呼吸不全、悪性疾患、中心静脈カテーテル留置、がん化学療法、重症感染症、深部静脈血栓の既往、血栓性素因、下肢麻痺、ギプスによる下肢固定などがあります。

深部静脈血栓や肺血栓塞栓症の予防はとても重要です。下腿のポンプ機能を活性化し、静脈のうっ滞を減少させるため、早期離床を心がけます。離床が困難な患者には、下肢の挙上やマッサージも有効です。弾性ストッキングの着用や間欠的空気圧迫法による下肢圧迫も一般的に行われます。高リスク患者にはヘパリン、ワルファリン、または**直接経口抗凝固薬**の使用も検討されます。

ワンポイント知識

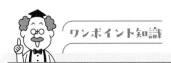

●深部静脈血栓症の診断に必要な検査

診断には**造影 CT 検査**が行われます。この検査で下肢静脈の血栓、肺動脈に詰まった血栓、または梗塞所見の有無を確認することができます。CT 検査への移送が困難な場合はエコー**検査**も有用です。下肢静脈の血栓のほか、心エコーでは**右心室の拡大**や**心室中隔の扁平化**（D-shape）が見られます。また、血液検査では凝固・線溶系の異常を反映して D ダイマーの**上昇**を認めます。

（角田凜太郎・黒木雅大）

たこつぼ型心筋症

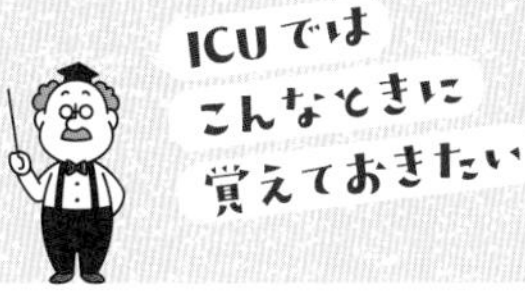

- 過度なストレスがかかる環境や病態を抱える患者を担当するとき
- 胸痛を訴える患者の心電図でST上昇を認めたとき

たこつぼ型心筋症にはどのような特徴がありますか？

精神的・身体的ストレスをきっかけに発症し、心室壁の運動機能障害が起こります。

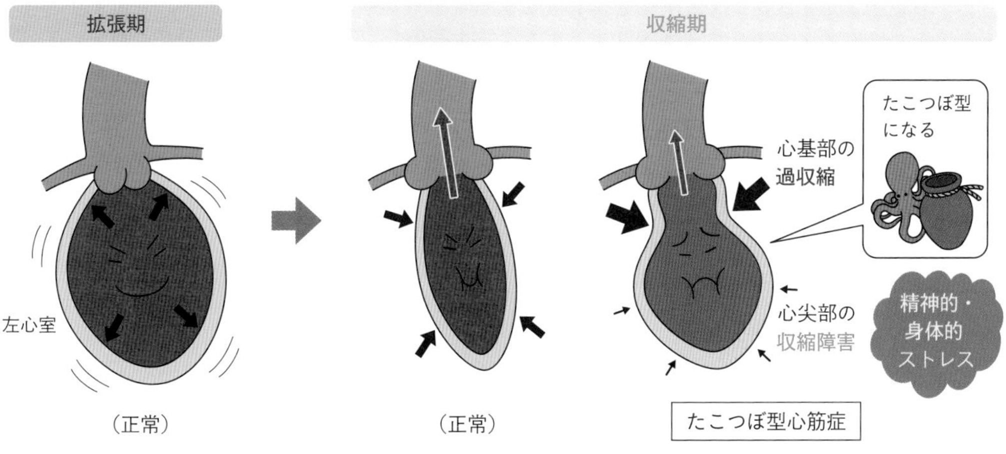

●原因と症状

たこつぼ型心筋症は、精神的または身体的ストレスによって引き起こされる一過性の心機能障害で、**心尖部の収縮障害**と**心基部の過収縮が特徴**です。発作時の心エコーや左室造影で「たこつぼ」に似た所見を示すことから、この名称が付けられました。

多くの症例で精神的・身体的ストレスが先行することが特徴です。**精神的**ストレスには、悲しい出来事（家族やペットの死など）、対人関係の問題、恐怖や不安、またはサプライズパーティなどポジティブな感情的ストレスでの発症も報告されています。**身体的**ストレスには、手術による侵襲、外傷、敗血症、薬物中毒、低体温症などがあります。また、脳卒中や褐色細胞腫が原因になることもあります。病態はまだ正確には解明されていませんが、カテコラミンと交感神経系の異常興奮が主な原因として考えられています。

症状には**胸痛、呼吸困難、動悸、全身倦怠感**などがあります。12 誘導心電図では、急性期には**ST 上昇**がよく見られるため、症状・心電図所見が似ている**急性心筋梗塞**との**鑑別**が必要です。

たこつぼ型心筋症の治療はどのように行いますか？

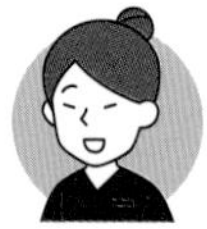

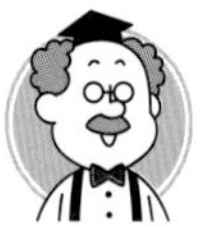

合併症がない場合は、
モニター管理の上で経過観察を行います。

たこつぼ型心筋症の多くは合併症を伴わずに経過しますが、状況に応じてモニタリングと経過観察を行います。ポンプ機能の障害によりショックや心不全を合併した場合は、それぞれ対症的な治療が必要となります。たこつぼ**型心筋症**は**通常、数日～数カ月以内**に**心収縮**は**正常化**します。再発のリスク因子や予防法についてはまだ確立されていません。

たこつぼ型心筋症は比較的新しい疾患概念です。病態や治療法はまだまだ不明な点が多く、今後のさらなる臨床研究により新たな知見が得られると考えられます。

ワンポイント知識

●たこつぼ型心筋症の合併症

たこつぼ型心筋症の合併症には、僧帽弁閉鎖不全症、左心室流出路の閉塞、QT 間隔の延長、心房細動が挙げられます。まれですが心破裂の報告もあり、注意が必要です。

また、交感神経の活性化によって血液の凝固能が亢進し、心臓内で血栓が形成されることがあるため、早期から抗凝固薬の投与を行う場合もあります。

（角田凜太郎・黒木雅大）

心タンポナーデ

ICUでは こんなときに 覚えておきたい

- 急性心筋梗塞の患者や心臓手術後の患者を担当するとき
- 輸液負荷や昇圧薬に反応しないショック患者に出会ったとき

心タンポナーデが起こると何が問題なのですか？

心臓の周りに液体が貯留し、圧迫されて心臓が拡がりにくくなると、心拍出量の低下と静脈うっ血を来してショックに至ります。

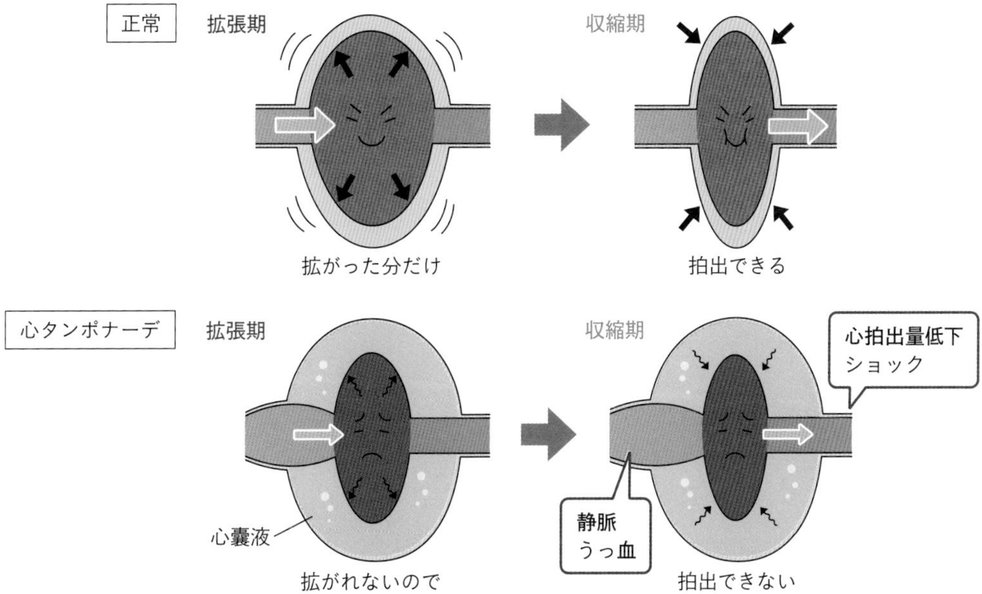

●心タンポナーデの病態

心タンポナーデは**心膜腔**に**液体**が**貯留**し、**心嚢内圧**が**上昇**することで**起**こります。拡張期の静脈還流を妨げるため、心室が十分に血液で満たされず、結果として拍出できる血液量も減少します。これによって**心拍出量**の**低下**と**静脈**うっ**血**が生じ、急激な経過でショックに至ります。この状態は**閉塞性**ショックの一つに分類されます。

人工呼吸中は胸腔内圧が陽圧となり、静脈の血液が心臓に戻りにくくなります。それによって心室の血液充満がさらに困難になり、急激な血圧低下が起こることがあるため、注意が必要です。

液体が貯留する原因は、**心膜腔**への**出血**（急性心筋梗塞後心破裂、急性大動脈解離、外傷、冠動脈形成術による冠動脈穿孔）だけでなく、**悪性腫瘍**や**感染症**などもあります。液体の貯留が少量・慢性的であれば心タンポナーデに移行する可能性は低いですが、液体の貯留速度が急速な場合や、慢性的な経過でも大量に貯留する場合は、心タンポナーデに移行します。

心タンポナーデを疑うのはどのような状況ですか？

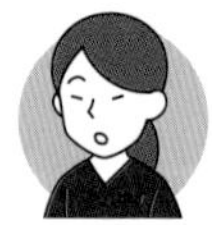

頸静脈怒張、低血圧、心音減弱といった徴候が見られますが、診断には心エコー所見が重要です。

心タンポナーデの特徴的な徴候として、ベックの**3**徴（Beck's triad：**頸静脈怒張、低血圧、心音減弱**）や、吸気時に動脈圧が 10mmHg 以上低下する**奇脈**が挙げられます。

しかし、これらの臨床症状だけでは診断することが難しく、**心エコー検査**によって心臓周囲の液体の貯留や右心房・右心室の虚脱を確認します。心タンポナーデは緊急度が高く、迅速な診断・治療には心エコー検査が重要となるため、疑われる場合はすぐに検査の準備を行いましょう。

12 誘導心電図では特徴的な所見を認めることは少ないですが、急性心筋梗塞などの原因特定に役立つ重要な検査です。

心タンポナーデの治療はどのように行われますか？

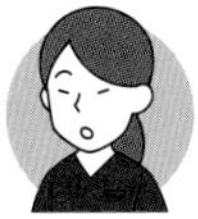

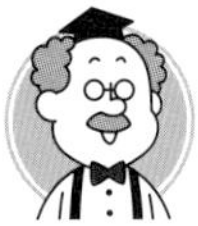

貯留した液体を取り除くことで心臓の圧迫を解除します。

緊急時には、ベッドサイドで心エコーガイド下に**経皮的心膜穿刺・ドレナージ**を行います。凝血塊による圧迫など経皮的な吸引が困難な場合には、外科的な心膜切開が行われることもあります。処置の準備が整うまでは、**輸液**や**輸血、強心薬**を使用してショックの治療を行いますが、物理的な圧迫による閉塞性ショックのため、圧迫が解除されるまでは強心薬投与はあまり効果的ではないことが多いです。**穿刺・吸引中**は**心室不整脈**の**出現**に**注意**が**必要**です。

大動脈解離、心筋梗塞後心破裂、外傷、心臓手術直後の心タンポナーデは、貯留した液体を除去した後も損傷部位の根本的な治療が必要となるため、緊急手術が適応されます。

（角田凜太郎・黒木雅大）

刺激伝導系と調律
（洞調律、接合部調律、心房細動）

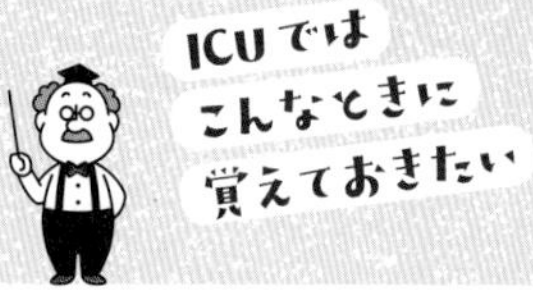

- 入室した患者の心電図モニター波形を確認するとき
- 心電図モニター波形で不整脈を評価するとき

刺激伝導系とは何ですか？

心臓内で発生した活動電位が伝わる経路のことです。

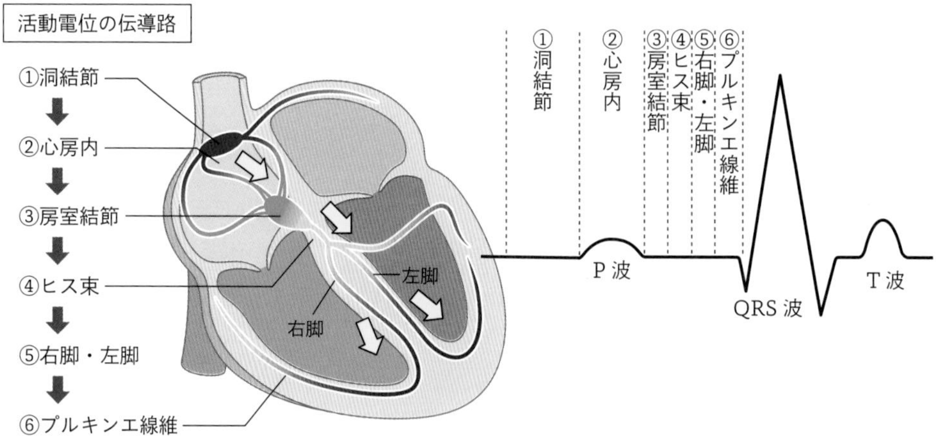

活動は①**洞結節**から始まり、②**心房内**、③**房室結節**、④ヒス**束**、⑤**左脚**および**右脚**、そして⑥プルキンエ**線維**を通って心室筋に伝達されます。

洞結節には交感神経や副交感神経の神経線維が多く入っており、自律神経系の影響を受けやすいです。洞結節からの刺激が心房を興奮させ、房室結節へ伝わると、心房筋の興奮により**P 波**が形成されます。房室結節からの興奮はヒス束を通り、左右両脚に分かれて末端のプルキンエ線維に至ります。ここで心室に伝わる興奮により、QRS 波が形成されます。

ワンポイント知識

●刺激伝導路不整脈が起こるしくみ

刺激電導路は、電位発生や異常な電導によって引き起こされるさまざまな不整脈を理解するのに役立ちます。

心臓の生理学的特徴は、自動的に電気的刺激を発生し、その興奮が心臓全体に伝わり、心筋が収縮してから拡張することにあります。心電図モニターはこの電気的現象を解析するための装置です。**不整脈は心臓の電気的リズムの異常によって引き起こされる**ため、心電図以外の方法で評価するのは難しいのです。

心房と心室の調律を評価するには
どうすればよいですか？

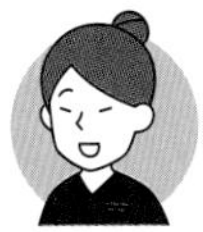

表示されている心電図の基本となる
調律（リズム）を把握することが重要です。

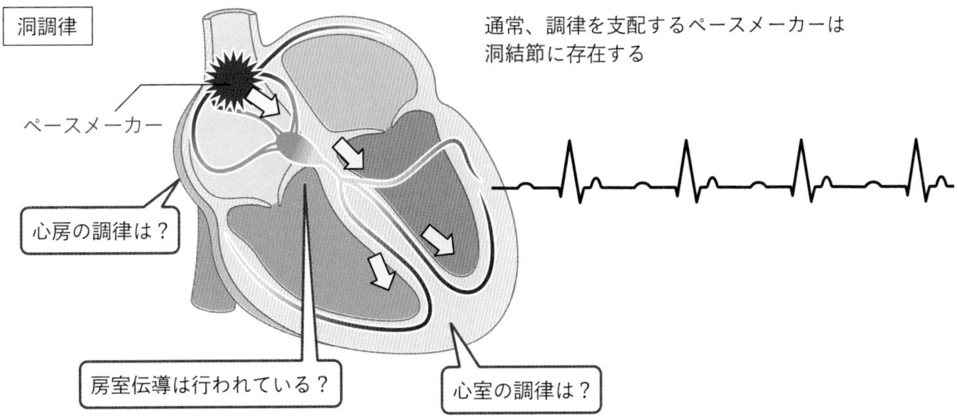
洞調律
通常、調律を支配するペースメーカーは
洞結節に存在する
ペースメーカー
心房の調律は？
房室伝導は行われている？
心室の調律は？

房室接合部調律

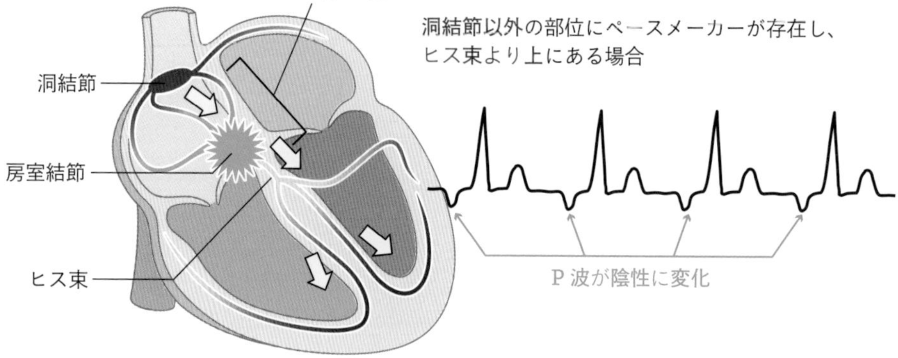
ペースメーカー
洞結節以外の部位にペースメーカーが存在し、
ヒス束より上にある場合
洞結節
房室結節
ヒス束
P 波が陰性に変化

心房細動

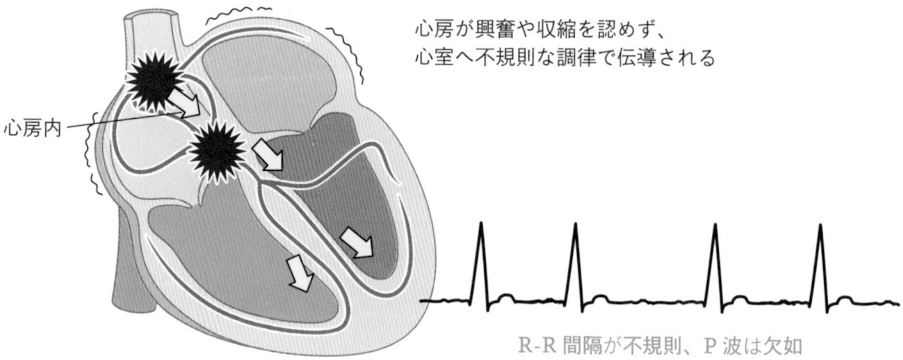
心房が興奮や収縮を認めず、
心室へ不規則な調律で伝導される
心房内
R-R 間隔が不規則、P 波は欠如

基本となる調律を読む際には、**心房**と**心室**の**興奮**を**支配**しているものは**何**か、そしてその**関係性**を**判断**することが必要です。

調律を支配しているものは**ペースメーカー**と呼ばれ、通常は洞結節に存在し、それによるリズムを**洞調律**と呼びます。これに対して、洞結節以外の心臓内の部位からの刺激によって形成されるリズムは**異所性調律**と呼ばれます。その中でも、ヒス束より上部にペースメーカーがある場合を**上室調律**といい、さらに房室結節付近からヒス束までの房室接合部の付近にペースメーカーがある場合は**房室接合部調律**といいます。

心房細動は、心房がまとまった興奮や収縮を認めない状態にあり、心室への興奮が一定の決まりなく伝わるため、調律は不規則となります。

（髙橋一則）

重症不整脈

（心静止、心室細動、心室頻拍、洞不全症候群、完全房室ブロック）

ICUでは こんなときに 覚えておきたい

- 心肺蘇生の適応を判断する必要があるとき
- 頻脈や徐脈の対応に困ったとき

心室細動はどうして起こるのですか？

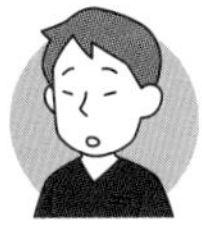

心筋全体に異常な伝導が拡散することで痙攣を起こすためです。

心室細動

大小不規則な波ができる。

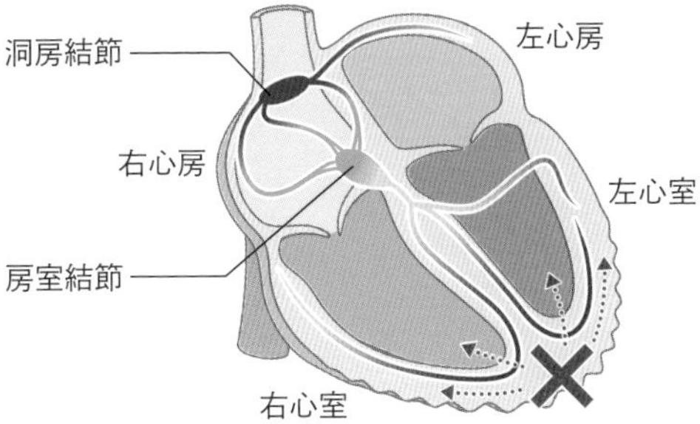

ダメージを受けた心筋から異常な伝導が拡散し、心筋全体の痙攣を引き起こす。

心静止

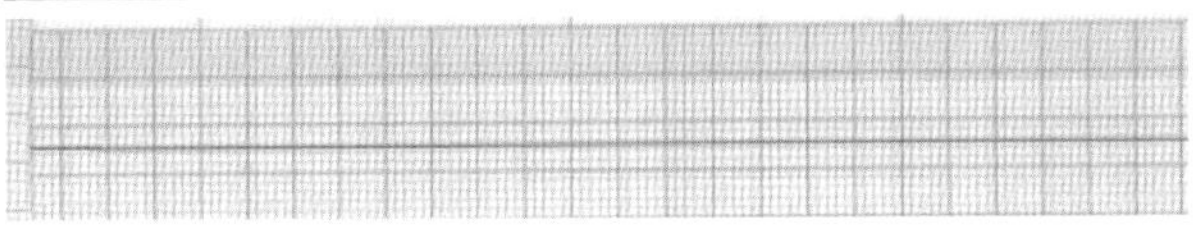

平らな一本線となる。

●心室細動と心静止

心室細動は、急性心筋梗塞など心臓の筋肉（心筋）にダメージが加わることで、心筋が痙攣を起こして発生する**心原性**であることが多いです。一方、高カリウム血症など心臓以外の原因で起こる場合もあります。

原因はさまざまですが、心静止は低酸素血症や高・低カリウム血症、低血糖、アシドーシス、心タンポナーデ、緊張性気胸、肺塞栓症、中毒などで起こります。心停止から時間が経過すれば、最終的に心静止となります。

心室頻拍を認識したら何をすればよいですか？

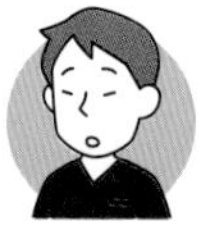

まず、頸動脈（難しければ大腿動脈）の脈拍の有無を確認します。

心室頻拍

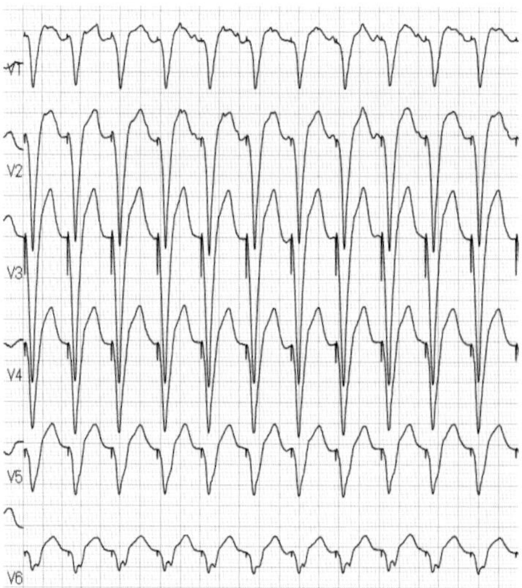

幅の広い心室由来の波が規則正しく頻繁に出現する。

●脈拍触知しない場合

脈拍触知しない場合は**無脈性心室頻拍**として**心肺蘇生の適応**となります。応援を呼んで胸骨圧迫を開始し、除細動器の準備も行います。

●脈拍触知する場合

脈拍触知する場合は、循環動態の確認を行います。**血圧**が低下しているのであれば、心室頻拍が原因の可能性があり緊急性が高いため、応援を呼ぶと同時に心電図を準備し、主治医に報告しましょう。

動悸や胸痛、悪心などの症状がある場合や、血圧が低下していない場合でも、**薬剤性**に伴う症状もあり、同様に報告が必要です。**電解質**が原因となる場合もあるので、当日の採血結果にも気を配るとよいでしょう。

徐脈になると何が悪いのですか？

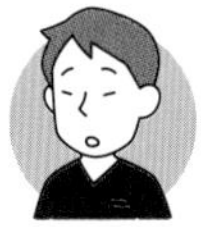

心拍数が 50 回 / 分以下になると
さまざまな症状が出現するためです。

一般的に**心拍数 60 回 / 分以下**を徐脈といい、特に **50 回 / 分以下**になると心拍出量が不足してさまざまな症状が引き起こされます。**胸痛**や**意識障害**、**失神**、ふらつき、**悪心**といった症状が出現する場合は治療の適応となります。徐脈が原因で血圧低下や意識障害などバイタルサインが崩れている場合は**一時的**ペーシングが必要となるため、循環器内科医師の応援要請が急務となります。

●洞不全症候群

心臓のペースメーカーである**洞房結節**が機能不全に陥ると、心拍が遅くなる**洞徐脈**や、洞房結節の活動が停止する**洞停止**が起こることがあります。また、**洞房**ブロックや**徐脈頻脈症候群**などの異常な波形を呈することもあります。

●完全房室ブロック

完全房室ブロックでは、規則正しく一定の間隔で出現する心房由来の小さな波（**P 波**）と心室由来の大きな波（**R 波**）の間隔がバラバラになります。P 波同士、R 波同士の間隔は規則正しくなるのが特徴です。

洞徐脈

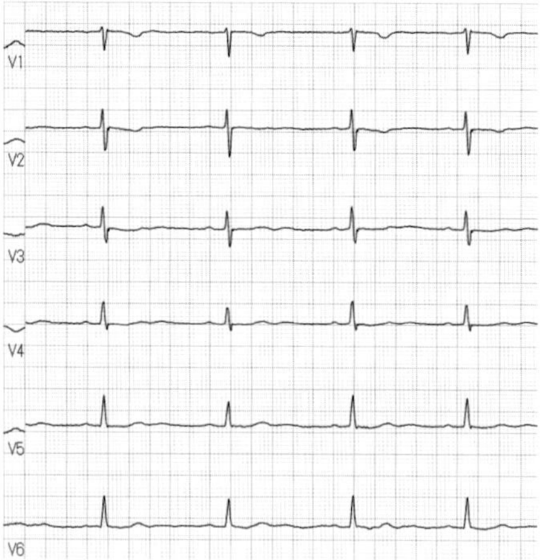

洞不全症候群のメカニズム

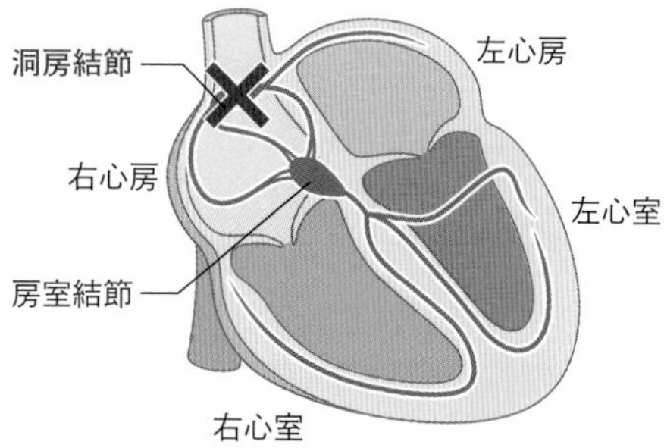

心臓の電気信号を生み出す大元である
洞房結節が機能しなくなる。

洞停止

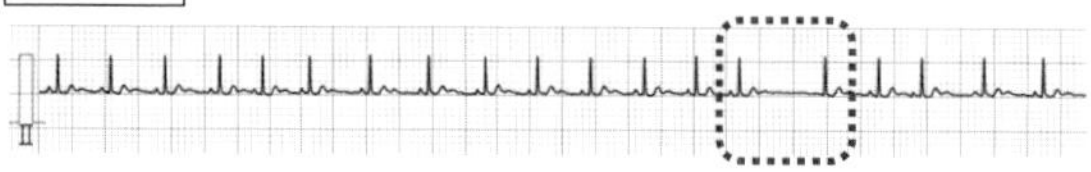

完全房室ブロック

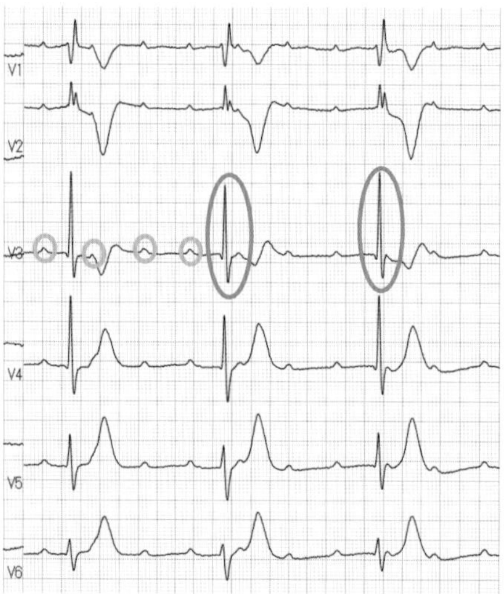

P波 R波 P波とR波の間隔がバラバラになる。
P波同士、R波同士の間隔は規則正しい。

完全房室ブロックのメカニズム

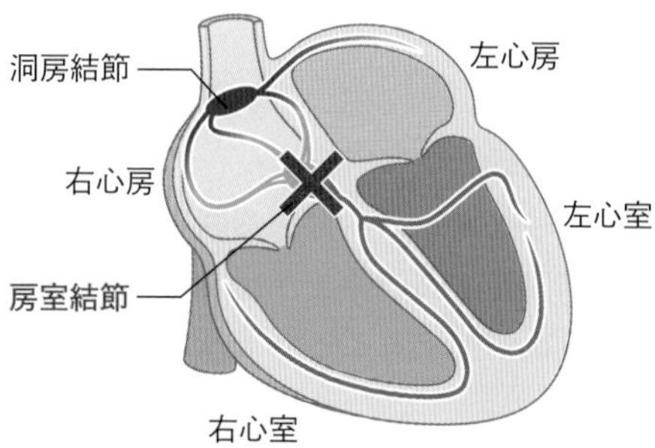

洞房結節からの電気信号を心房から心室に
伝えるルートの中継地点である房室結節が
機能しなくなる。

心静止や心室細動が起こったらどうする？

心静止や心室細動が発生した場合は、直ちに応援を呼んで胸骨圧迫を開始し、心肺蘇生を実施します。アドレナリン（強心薬）を投与する準備も行います。心室細動では除細動器の準備も必要です。点滴ルートは確保されていますか？ もし呼吸が停止していれば補助換気を行う必要もあります。

応援で呼ばれたときは、**末梢ルートの確保**、アドレナリンの**投与**、**胸骨圧迫の交代要員**、**酸素投与**、モニター**確認**や**薬剤の投与時間の計測**、ホワイトボードへの**経過記入**、**気管挿管時の補助**など、役割はたくさんあります！ 周りのスタッフに聞きながら配置につきます。

心室頻拍のとき、医師に報告するタイミングがわからない

集中治療は一歩の遅れが致命的になることがあります。心室頻拍を認識したら、遠慮せず医師に報告しましょう。

洞不全症候群や完全房室ブロックに気づいたらどうする？

まずは応援を呼ぶとともに、主治医へ報告を行います。呼吸・循環動態が不安定であれば酸素投与を開始し、点滴ルートを確保します。また、12 誘導心電図を記録し医師に報告します。心停止に至る可能性もあるので、心肺蘇生や気道確保の準備も必要です。

心肺蘇生の適応は？

心静止（Asystole）、心室細動（VF）、無脈性心室頻拍（pulseless VT）、無脈性電気活動（PEA：脈がなくてもモニター上には波形が見られる場合）は**心肺蘇生の適応**です。心静止、心室細動、無脈性心室頻拍以外はすべて PEA に分類されます。正確な判断が難しい場合もありますが、患者の反応がなく通常の呼吸が確認できないときは、ただちに胸骨圧迫を開始し、迅速にスタッフの応援を要請します。心肺蘇生は、まず人員確保に努めることが大事です。冷静に対応しましょう。

（横山龍人・小林忠宏）

一時的ペーシング

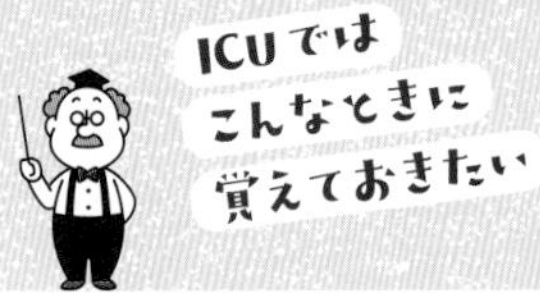

- 徐脈があり循環動態が不安定な患者をみるるとき
- 永久ペースメーカー植込み手術を予定している患者をみるとき

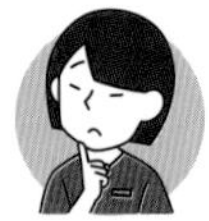

一時的ペーシングはどんなときに行う治療ですか？どのような種類がありますか？

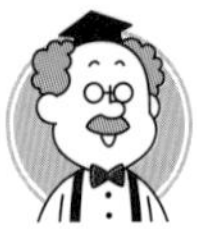

時間的猶予のない場合は経皮ペーシング、準緊急では経静脈ペーシング、心臓血管外科の術中・術後には心外膜ペーシングを行います。

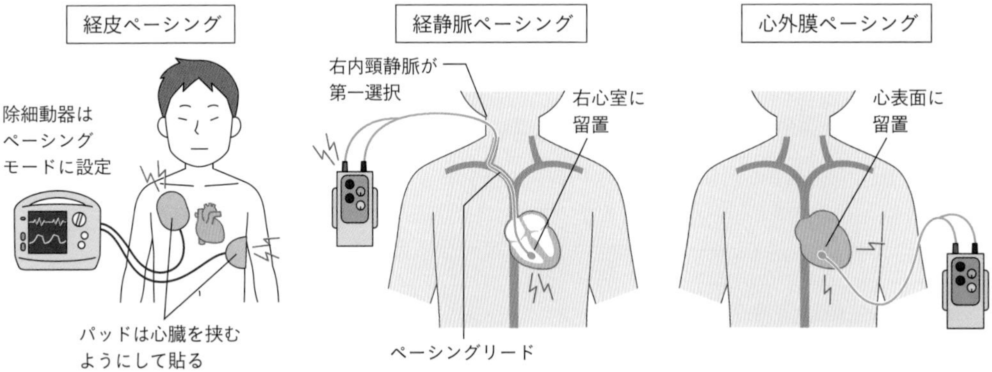

	経皮ペーシング	経静脈ペーシング	心外膜ペーシング
簡便性	○	△（留置後は○）	×（留置後は○）
開始までの速さ	○	△（留置後は○）	×（留置後は○）
ペーシングの確実性	△	○	○
快適性	×	○	○
出力	閾値＋2mA	閾値×2	閾値×2
感度	設定なし	閾値÷3	閾値÷3

一時的ペーシングは、徐脈に対する治療もしくは永久ペースメーカーが植込まれるまでの一時的な処置として行われます。**失神**などの**症状**を**来**す**不安定**な**血行動態、心不全**を**来**す**徐脈**はペースメーカー**植込み手術**の**適応**です。

経皮ペーシング

経皮ペーシングは**時間的猶予**のない**場合**に選択されます。ペーシングモードに設定した除細動器を使い、パッドを右前胸部と左側胸部に貼り、一定のレートでペーシングを行います。簡便で迅速に実施できますが、皮膚の上から行うため安定性に欠け、頸動脈での脈拍の評価が難しくなります。また、意識のある患者には鎮静薬の投与が必要になります。

経静脈ペーシング

経静脈ペーシングは、患者の苦痛が比較的少なく、より安定したペーシングが可能です。ペーシングリードの挿入部位は**右内頸静脈**が第一選択となります。気胸や血管損傷、心タンポナーデといった合併症のリスクがあるため、血管造影室で透視下に行われます。一般的には**右心室**にペーシングリードを１本留置します。

心外膜ペーシング

心外膜ペーシングは、**心臓血管外科症例**の**術中・術後**に使用されます。ペーシングリードは**心室**および**心房**に留置するため、さまざまなモードでペーシングすることが可能です。

一時的ペーシングを行うときの設定は？

一時的ペーシングの使用にはいくつかの項目設定が必要です。ペーシングレートや出力を設定し、経静脈ペーシングおよび心外膜ペーシングでは感度を設定します。出力は、確実にペーシングが行えるように心筋を捕捉できる電流の最低値であるペーシング**閾値**を参考に設定し、感度は自己脈を検出できる最高のセンシング**閾値**を参考に設定します。一般的にはセンシング閾値の 1/3 程度とされています。

患者に接続している心電図モニターはペーシングモードに変更するとよいでしょう。ペーシングが行われた際、心電図モニター上にマークが入るので、ペーシングの状態が一目瞭然となるためです。

●一時的ペーシングの効果はどのように判定する？

ペーシング治療の目標は、ペースメーカーの設定どおりの心拍数を達成することではなく、低血圧や心不全などの症状を改善することです。ペーシング開始後は、患者の反応を見ながらレートを調整していきます。

●一時的ペーシングを行った後に気を付けることは？

不安定な徐脈の場合、徐脈に対する治療とともに原因疾患の検索・治療を並行して行うことが大切です。また、**自脈**で**意識**や**血圧**を**最低限維持**できるかを把握しておく必要があります。体動によってペーシングリードの刺激部位の移動や脱落が起こると、必要なペーシングが行われなった際の緊急性が大きく異なってくるためです。さらに、毎日の閾値や感度の測定、穿刺部位の観察など、日々のケアが合併症を予防する上で重要です。

（菊原万希子・小野寺 悠）

引用・参考文献

酸素供給量（$\dot{D}O_2$）、酸素消費量（$\dot{V}O_2$）

1）垣花 学編．麻酔管理の疑問に答える生理学．東京，文光堂，2023，304p.（麻酔科プラクティス 8）

肺動脈圧（PAP）、肺動脈楔入圧（PCWP）

1）日本肺高血圧・肺循環学会編．慢性血栓塞栓性肺高血圧症（CTEPH）診療ガイドライン 2022．2022.

大理石様皮膚所見、末梢性チアノーゼ

1）Lima, A. et al. Clinical assessment of peripheral circulation. Curr Opin Crit Care. 21（3）, 2015, 226-31.
2）Ait-Oufella, H. et al. Mottling score predicts survival in septic shock. Intensive Care Med. 37（5）, 2011, 801-7.
3）Dumas, G. et al. Mottling score is a strong predictor of 14-day mortality in septic patients whatever vasopressor doses and other tissue perfusion parameters. Crit Care. 23（1）, 2019, 211.
4）Hernández, G. et al. Effect of a resuscitation strategy targeting peripheral perfusion status vs serum lactate levels on 28-day mortality among patients with septic shock: the ANDROMEDA-SHOCK randomized clinical trial. JAMA.321（7）, 2019, 654-64.

心原性肺水腫

1）日本循環器学会ほか編．“急性心不全”．急性・慢性心不全診療ガイドライン（2017 年改訂版）．2017，75-95．https://www.j-circ.or.jp/cms/wp-content/uploads/2017/06/JCS2017_tsutsui_h.pdf
2）日本循環器学会ほか編．2021 年 JCS/JHFS ガイドライン フォーカスアップデート版：急性・慢性心不全診療．2021．https://www.j-circ.or.jp/cms/wp-content/uploads/2021/03/JCS2021_Tsutsui.pdf

クリニカルシナリオ 1（CS1）、アフターロードミスマッチ

1）日本循環器学会ほか編．“急性心不全”．急性・慢性心不全診療ガイドライン（2017 年改訂版）．2017，75-95．https://www.j-circ.or.jp/cms/wp-content/uploads/2017/06/JCS2017_tsutsui_h.pdf
2）日本循環器学会ほか編．2021 年 JCS/JHFS ガイドライン フォーカスアップデート版：急性・慢性心不全診療．2021．https://www.j-circ.or.jp/cms/wp-content/uploads/2021/03/JCS2021_Tsutsui.pdf

深部静脈血栓症、肺血栓塞栓症、肺梗塞

1）日本循環器学会ほか編．肺血栓塞栓症および深部静脈血栓症の診断，治療，予防に関するガイドライン（2017 年改訂版）．2018．https://js-phlebology.jp/wp/wp-content/uploads/2019/03/JCS2017_ito_h.pdf

たこつぼ型心筋症

1）吉川勉．たこつぼ型心筋症．日本内科学会雑誌．103（2），2014，309-15.
2）明石嘉浩．“たこつぼ症候群”．ICU 治療指針 I（救急・集中治療 31 巻 2 号）．岡元和文総監修．東京，総合医学社，2019，657-61.
3）Ghadri, JR. et al. International Expert Consensus Document on Takotsubo Syndrome（Part I）: Clinical Characteristics, Diagnostic Criteria, and Pathophysiology. Eur Heart J. 39（22）, 2018, 2032–46.
4）Prasad, A. et al. Apical ballooning syndrome（takotsubo or stress cardiomyopathy）: a mimic of acute myocardial infarction. Am Heart J. 155（3）, 2008, 408-17.

心タンポナーデ

1）日本循環器学会ほか編．急性・慢性心不全診療ガイドライン（2017 年改訂版）．2017．https://www.j-circ.or.jp/cms/wp-content/uploads/2017/06/JCS2017_tsutsui_h.pdf
2）正和泰斗ほか．“心タンポナーデ”．ICU 治療指針 I（救急・集中治療 31 巻 2 号）．岡元和文総監修．東京，総合医学社，2019，736-8.

刺激伝導系と調律（洞調律、接合部調律、心房細動）

1）小沢友紀雄．不整脈トレーニング．第 3 版．東京，中外医学社，2003，384p.

重症不整脈（心静止、心室細動、心室頻拍、洞不全症候群、完全房室ブロック）

1）救急・集中治療 最新ガイドライン 救急・集中治療最新ガイドライン 2022-2023．東京，総合医学社，2022，500p.

2）日本集中治療医学会編．集中治療医学．東京，学研，2023，424p.

一時的ペーシング

1）American Heart Association．ACLS プロバイダーマニュアル：AHA ガイドライン 2020 準拠．東京，シナジー，2021.

2）岡元和文総監修．ICU 治療指針Ⅲ（救急・集中治療 31 巻 4 号）．東京，総合医学社，2020，1479-81.

3）澄川耕二編．FAQ でわかりやすい！ 心臓麻酔臨床実践ガイド．第 2 版．東京，総合医学社，2018，380-6.

4）吉村学ほか．心臓ペースメーカーの原理，適応，モード選択．日本臨床麻酔学会誌．32（3），2012，448-60.

Chapter 4

補助循環（IABP、ECMOほか）

システリック・アンローディング

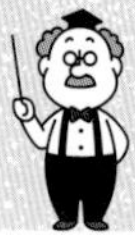

ICUでは
こんなときに
覚えておきたい

- IABPによって心臓の後負荷を軽減させるとき
- 心仕事量や心筋酸素消費量を減らしたいとき

シストリック・アンローディングとは何ですか？

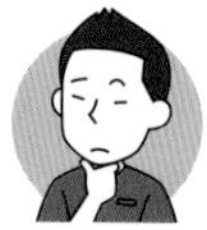

IABPの2大効果の一つで、心臓の収縮期にかかる負荷を軽減させる働きのことです。

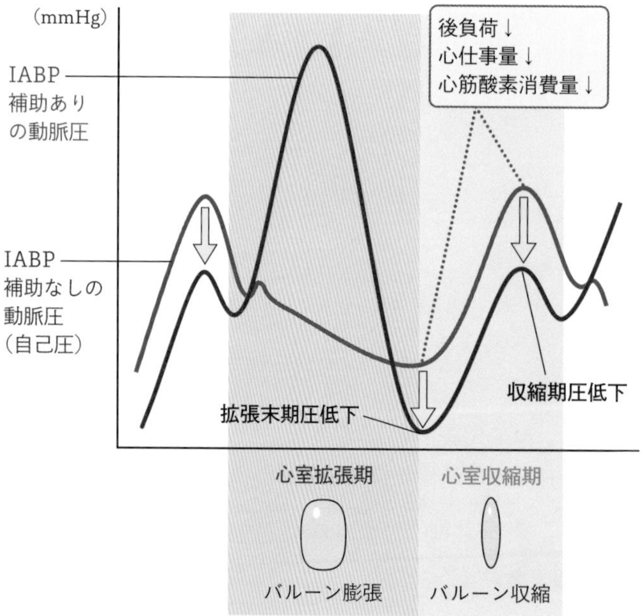

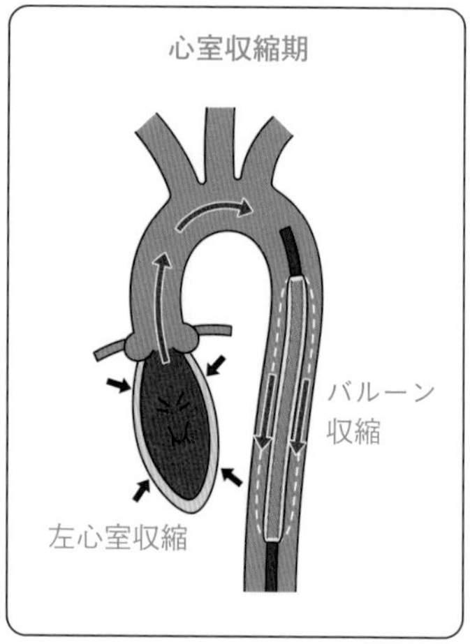

●IABPによる収縮期減負荷効果

シストリック・アンローディング（systolic unloading）は、**心臓**の**収縮期**に**合**わせてバルーンを**収縮**させ、**大動脈内**の**圧力**を**下**げて**心臓**の**負担**を**減**らすことをいいます。これにより心臓は血液を大動脈へと送り出しやすくなり、回復を助ける効果があります。大動脈内バルーンパンピング（intra aortic balloon pumping；IABP）の効果の一つです。

シストリック・アンローディング効果を十分に発揮させるには、IABPを駆動させるタイミングが重要です。最適なタイミングは、**大動脈圧波形**の**立**ち**上**がり**直前、**つまり**動脈圧**が**最**も**低下**する**時点**でバルーンを収縮させます。大動脈圧波形では、**拡張末期圧**と**収縮期圧**の両方が低下していることで確認できます。IABPのアシスト比を2：1にすると、効果がよりわかりやすくなります。

ただし、心臓が血液を拍出するまでにバルーンを収縮させなければ、かえって**後負荷**の**増加**を招きます。タイミングがずれると逆効果になることを覚えておきましょう。

（安孫子明博）

ダイアストリック・オーグメンテーション

ICUでは こんなときに 覚えておきたい

- IABPによって冠動脈への血流（酸素供給）を増やしたいとき
- 血圧を上昇させて、脳や腎への血流を増やしたいとき

ダイアストリック・オーグメンテーションとは何ですか？

IABPの2大効果の一つで、心臓の拡張期圧を上昇させて血流を増加させる働きのことです。

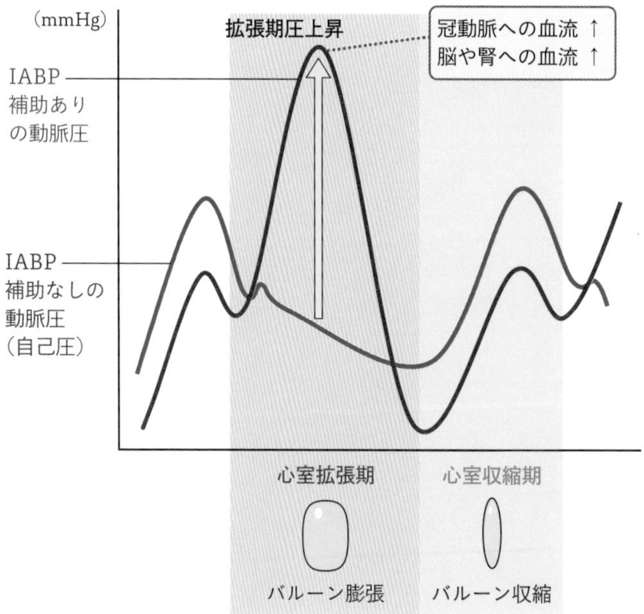

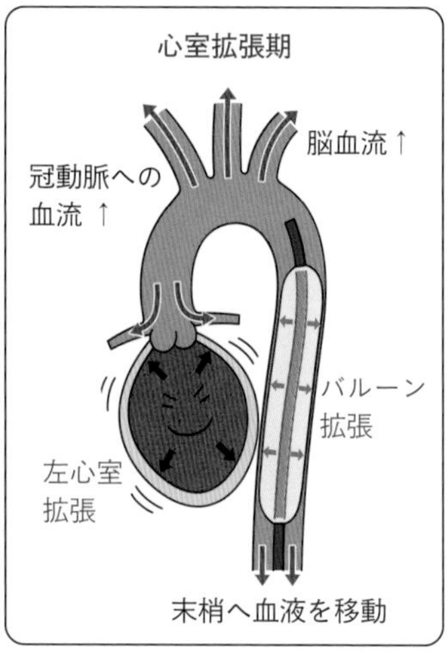

●IABPによる拡張期圧増強効果

ダイアストリック・オーグメンテーション（diastolic augmentation）は、心臓が拡張するタイミングでバルーンを膨張させ、**拡張期圧**を高めることで、冠動脈への血流を増加させることをいいます。これにより心筋への酸素供給が増加し、弱った心臓の機能回復が促進されます。同時に、**脳**や**腎臓**への血流を増加させるため、全身への血液供給を補助する役割としても期待されます。

ダイアストリック・オーグメンテーション効果を十分に発揮させるには、拡張期の大動脈圧が最大となるタイミングでバルーンを膨張させる必要があります。具体的には、**左心室**から**血液**が**完全**に**駆出**された**直後、**すなわち**大動脈弁**が**閉鎖**するタイミング（ディクロティック・ノッチ→ p.158）でバルーンを膨張させます。通常、冠動脈の血流の３分の２は、大動脈弁が閉じている拡張期に流れるため、この期間にバルーンが膨張している時間が長ければ長いほど、より多くの血液を冠動脈へ供給することができます。

（安孫子明博）

オーグメンテーション圧

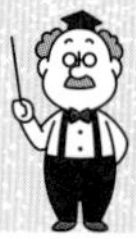

ICUでは こんなときに 覚えておきたい

- IABPによる補助圧を確認するとき
- 血圧が低いとき
- 心臓のポンプ機能が低下し、全身に必要な血液量を供給したいとき

IABPのオーグメンテーション圧とは何ですか？

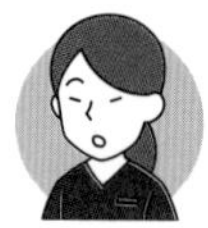

心臓の拡張期においてIABPが補助した圧のことで、治療効果を評価するための重要なパラメーターです。

IABPモニター画面表示

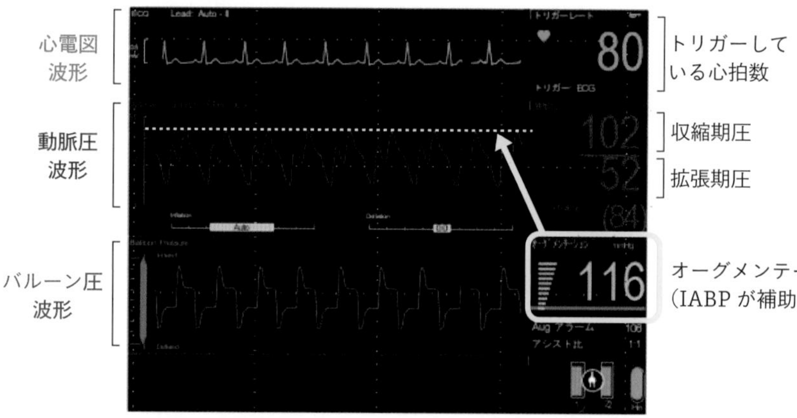

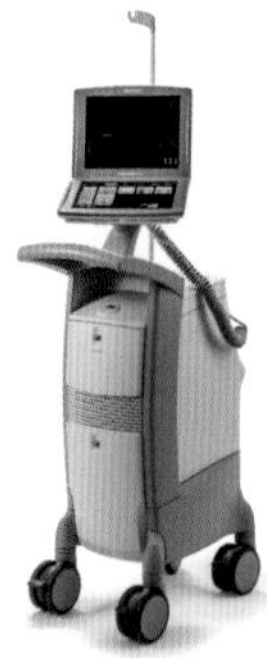

（画像提供：ゲティンゲグループ・ジャパン株式会社）

●オーグメンテーション圧のモニタリング

オーグメンテーションはバルーン**容量**を示し、バルーンが膨らんだ分だけ圧力が上昇します。IABPの補助によって上昇した拡張期圧をオーグメンテーション圧といいます。通常、**IABPで補助**された**拡張期圧**は、**自己**の**収縮期圧**よりも**高く**なります。

オーグメンテーション圧はIABPのモニターでリアルタイムに表示され、治療効果を経時的に評価するための重要なパラメーターとなります。オーグメンテーション圧は、バルーンの容量や留置位置、大動脈径、大動脈のコンプライアンス、血管抵抗、心拍数などに影響を受けるため、バルーンの**適切**な**容量**と**正確**な**留置位置**の**選定**が非常に重要です。

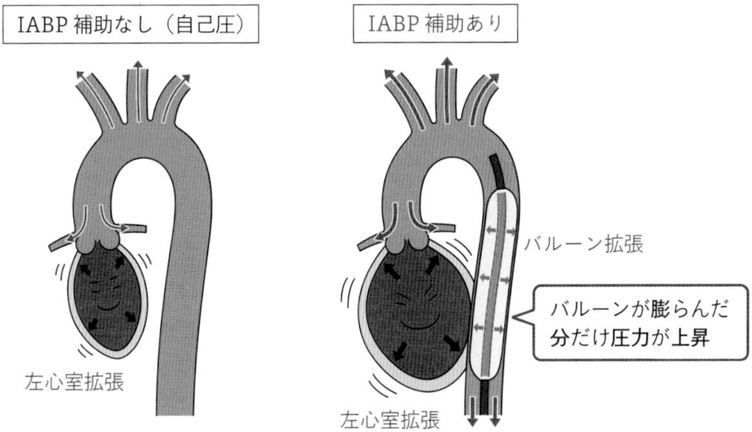

ワンポイント知識

●生体情報モニターでの表示に注意

IABPのモニターでは、「オーグメンテーション圧」「収縮期圧」「拡張期圧」は区別して表示されますが、生体情報モニターでは最大値が「収縮期圧」、最小値が「拡張期圧」と認識されます。つまり、**IABP**における「オーグメンテーション圧」は、**生体情報**モニターでは「**収縮期圧**」として**表示**されるため**注意**が**必要**です。

（安孫子明博）

ディクロティック・ノッチ

ICUでは こんなときに 覚えておきたい

- IABP が適正に作動しているか、収縮期と拡張期の境界を確認したいとき
- バルーンの膨張タイミングを調整するとき

ディクロティック・ノッチとは何ですか？

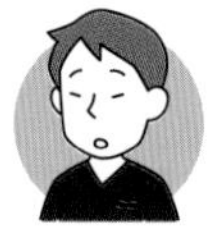

大動脈弁が閉じる際、大動脈圧波形に現れる小さなくぼみや隆起（ノッチ）のことです。

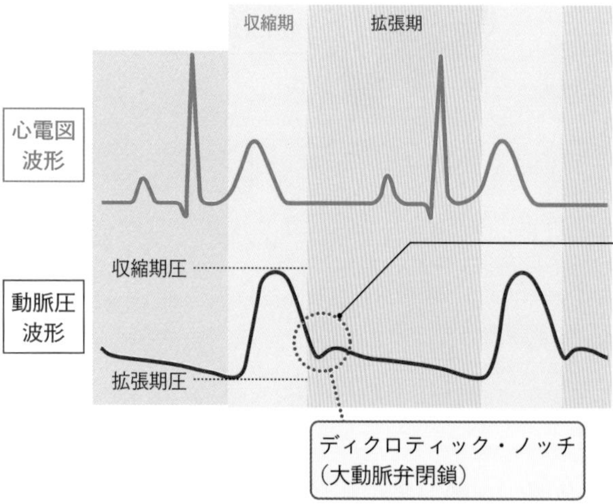

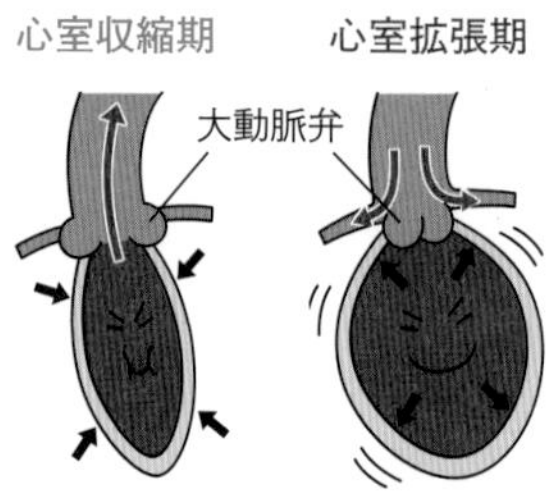

収縮期から拡張期へ移行する際に大動脈弁が閉じ、その弁に血液がぶつかる反動によってノッチ（くぼみ・隆起）が現れる。

●IABPを駆動させるタイミング

収縮期には大動脈弁が開き、左心室から大動脈へ血液が勢いよく流れます。その後、**拡張期**へ移行し大動脈弁が閉じます。このとき、**弁**に**血液**がぶつかって**生**じる**反動**で動脈圧波形に小さなくぼみや隆起が現れます。これをディクロティック・ノッチ（大動脈弁閉鎖）といい、大動脈圧波形では**収縮期**と**拡張期**の**境界**となります。

IABPのバルーン**膨張**のタイミングを調整する際は、ディクロティック・ノッチを目安にすると効果的です。IABP本体がバルーンへ駆動ガスを送る時間や、血圧のモニタリング方法、大動脈圧（中枢圧）または橈骨動脈（末梢圧）など血圧の測定部位によるディレイ（遅延）を考慮して駆動タイミングを調整します。

IABPのバルーンカテーテル先端には圧ルーメンがあり、ここに圧ラインを接続することで**大動脈圧**のモニタリングが可能です。最近のバルーンには血圧センサーが内蔵されており、容易に大動脈圧を測定できるものもあります。IABPの管理には、大動脈圧の正確なモニタリングが極めて重要です。

（安孫子明博）

V-A ECMO、V-V ECMO の回路構成

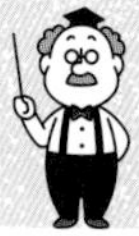

ICUでは
こんなときに
覚えておきたい

☞ ECMO 装着患者の ICU 入室時、もしくは ICU での ECMO 導入時

V-A ECMO と V-V ECMO では、回路の接続は何が違いますか？

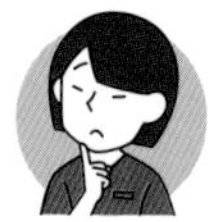

V-A ECMO は大腿静脈脱血・大腿動脈送血、V-V ECMO では大腿静脈脱血・内頸静脈送血が選択されます。

●送血部位の違い

V-A ECMO は、**静脈脱血・動脈送血**で行われる ECMO です。**Cardiac ECMO**（**循環 ECMO**）とも呼ばれ、薬物治療に反応が得られない**心不全**や**急性**のショック**状態**に対して、循環・呼吸補助として使用されます。

V-V ECMO は、**静脈脱血・静脈送血**で行われる ECMO です。**Respiratory ECMO**（**呼吸 ECMO**）とも呼ばれ、**重症**の**呼吸不全**に対して呼吸補助として使用されます。患者の状態によって使い分けています。

V-A ECMO と V-V ECMO では送血する部位が大きく異なります。V-A ECMO は通常、**大腿静脈**から脱血し、大腿動脈に送血する方法が選択されます。一方、V-V ECMO では大腿静脈から脱血し、内頸静脈に送血する方法が一般的です。**内頸静脈**を**送血部位**とする**場合**、**送血回路**の**延長**を考慮する必要があります。

●基本的な ECMO の回路構成

V-A ECMO と V-V ECMO はいずれも、**脱血**カニューレ、**脱血回路**、**遠心**ポンプ、**人工肺**、**送血回路**、**送血**カニューレで構成され、回路と遠心ポンプ、人工肺はあらかじめ接続されています。脱血回路にはプライミングラインが接続され、プライミングや補液の際に使用されます。回路には**流量計**、**気泡検出器**、**圧力**センサー、**温度**センサーなどの安全装置が装着されています[1)]。

V-A（veno-arterial）ECMO ➡ Cardiac ECMO（循環 ECMO）

送血部位 動脈（大腿動脈）

脱血部位 静脈（大腿静脈）

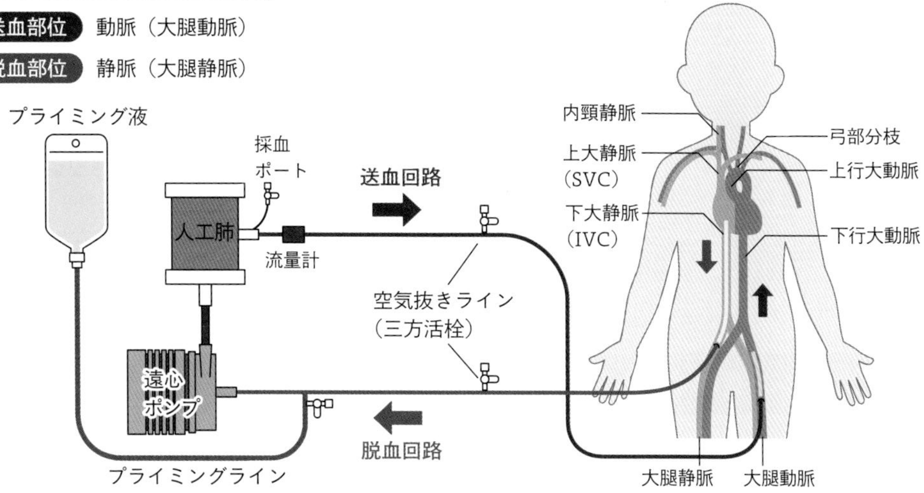

V-V（veno-venous）ECMO ➡ Respiratory ECMO（呼吸 ECMO）

送血部位 静脈（内頸静脈）

脱血部位 静脈（大腿静脈）

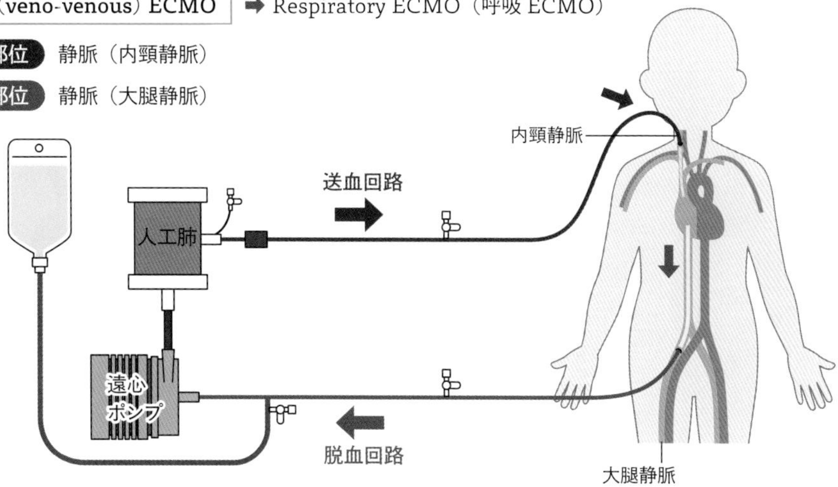

患者には脱血カニューレと送血カニューレが挿入され、それぞれ清潔野で脱血回路と送血回路に接続されます。遠心ポンプによって患者から脱血された血液は、人工肺で酸素化され、二酸化炭素が除去された後、送血回路を通じて患者に返血されます。

（中村圭佑）

ミキシングポイント

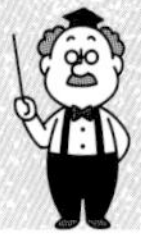

ICUでは こんなときに 覚えておきたい

- V-A ECMO 管理中、自己心拍出と ECMO 送血のバランスを評価したいとき
- V-A ECMO 装着患者の動脈血ガスや SpO_2 を測定するとき

ミキシングポイントって何ですか？

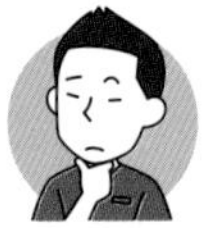

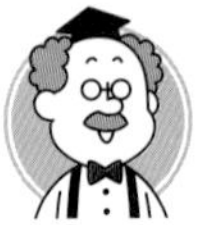

自己心からの拍出と ECMO からの送血が混ざり合うポイントのことです[1]**。**

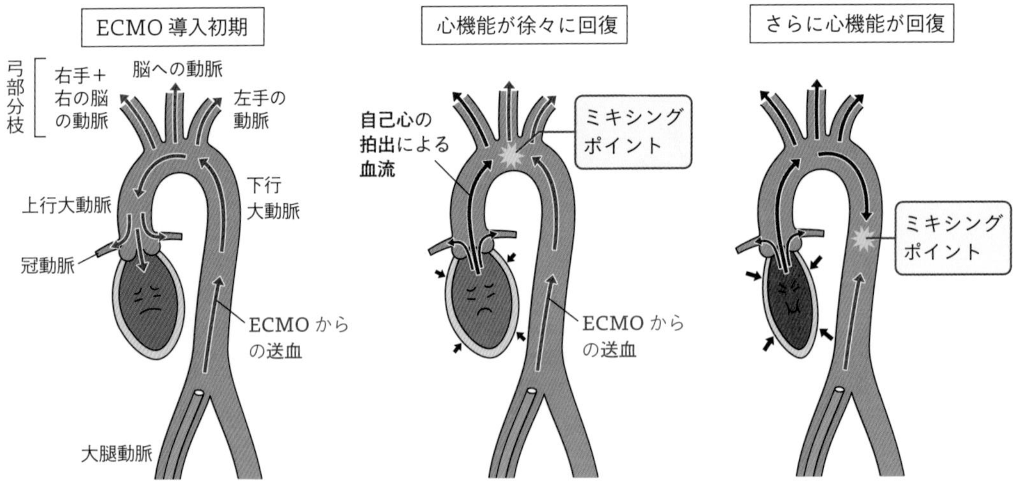

- 酸素化された血液が ECMO から送られる。
- 自己心の拍出はほぼない。

- ミキシングポイントは弓部大動脈付近になる。
- 右手の PaO_2 は自己肺での酸素化を反映するようになる

- ミキシングポイントは末梢側に移動し、下行大動脈付近になる。

V-A ECMO では大腿動脈から送血されるため、末梢から心臓へ血流が向かう**逆行性送血**となります。自己心の拍出（心臓自体の拍出量）や ECMO 流量の増減により、血液が混ざり合う点（ミキシングポイント）が変移します。

ミキシングポイントが変移するのはなぜですか？

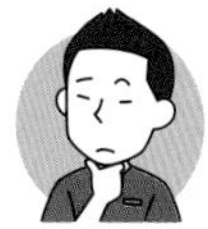

心臓の機能が回復すると
自己心による灌流が増えるためです。

心臓の機能が非常に低下している場合、自己心の拍出がほぼ得られないため、ミキシングポイントは**上行大動脈付近**となります。このとき、冠血流と脳血流は主に ECMO による灌流に依存している状態です。

心臓の機能が徐々に回復すると、ミキシングポイントは体の**末梢側**へと**移動**します。**弓部大動脈付近**で血液が混ざり合う状態になると、**冠血流**は主に自己心により灌流され、**脳血流**は自己心と ECMO 送血の混合血となります。

心機能がさらに回復して、ミキシングポイントが**下行大動脈**よりも**末梢側**に**移動**すると、冠血流と脳血流は自己心によって灌流される状態となります。

●心機能の回復期に右手の PaO_2 が急激に上昇する場合

右橈骨動脈の PaO_2（動脈血酸素分圧）は、心機能が低下している ECMO 導入初期では **ECMO 送血**により**高値**となります。その後、心機能が回復するにつれてミキシングポイントが末梢に移動すると、PaO_2 は自己肺での酸素化を反映するようになります。しかし、**心機能の回復期**において**右橈骨動脈の PaO_2 が急激に上昇する場合**は**注意が必要**です。ミキシングポイントが中枢側へ移動していると予想され、心機能が再び悪化している可能性があるため、この段階で心機能の再評価を行う必要があります。

動脈血ガスや SpO_2 を右手で測定するのはなぜですか？

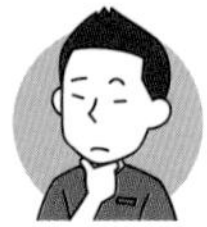

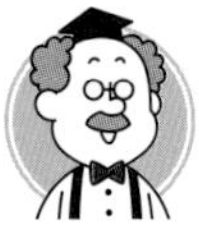

自己肺の酸素化を正確に評価するためには、
最も心臓に近い右手が最適とされています。

自己心からの拍出がある場合、**冠動脈**や**脳血管**には**自己肺**で**酸素化**された**血液**が**流**れます。自己肺の酸素化を評価するためには、最も心臓に近い右手での血液ガス分析が必要になります。そのため、動脈血ガス測定は右手の**橈骨動脈**などからの採血が第一選択となります。SpO_2（経皮的動脈血酸素飽和度）についても右手での測定が推奨されます。

（中村圭佑）

プライミング

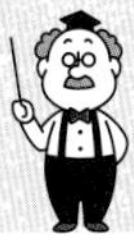

ICUでは こんなときに 覚えておきたい

- ECMO導入が必要になったとき
- ECMO管理中に回路を交換するとき

プライミングって何ですか？

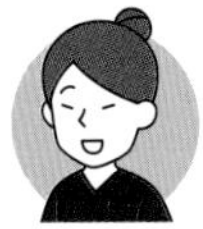

ECMO回路内をプライミング液で満たして空気を除去することです。

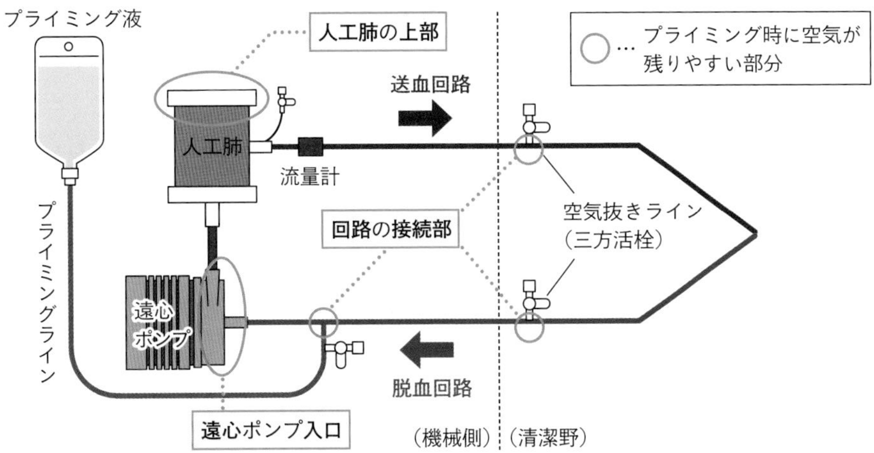

●プライミングはなぜ重要？

ECMOの人工肺は、「**中空糸**」と呼ばれるストロー状のファイバーが束ねられて構成されています。中空糸の内部をガスが流れ、外部では血液が流れます。**回路内の空気は、血液側**からガス**側へと移動**します。

ECMO装置を使用する際、十分な空気抜きを行わないと空気が誤って体内へ送られる危険性があります[1]。そのため、**ECMO導入時**や**回路交換を行う際は、**プライミングと**呼ばれる空気抜き作業が非常に重要**です。特に、血行動態が破綻しているような緊急時に使用されることが多いV-A ECMOでは、迅速かつ確実なプライミングが求められます。

●プライミングの手順

①回路のセットアップ

・遠心ポンプをドライブモーターに、人工肺を専用ホルダーに装着します。

・**人工肺**を**患者**より**低い位置**に**設置**します。これは、遠心ポンプが停止した際に人工肺が空気を引き込まないようにするためです。

・回路のキャップや接続部に緩みがないことを確認します。

②プライミング（空気抜き）

・プライミングラインにリンゲル液を接続し、落差を利用して回路内を満たしていきます。

・人工肺まで適度に充填されたら、遠心ポンプを回転させて細かな空気泡を除去します。オートプライミング**機能**を有する機種では、この機能を利用して空気抜きを行います。

・**回路**の**接続部**や**遠心**ポンプ**入口**、**人工肺**の**上部**は**空気**が**残**りやすく、**注意**が**必要**です。

③回路のクランプ

・空気抜きが完了したら、**三方活栓**の向きを確認し、プライミングライン・**送血回路**・**脱血回路**をチューブ鉗子でクランプしておきます[2]。**遠心**ポンプの**入口側**は**強**い**陰圧**が**発生**するため、クランプしないように**注意**します。

④プライミング終了後の回路点検

・通常は数分でプライミングが完了します。プライミング終了後は、ガスが正しく流れるかを確認し、**吹送**ガスチューブを人工肺の入口側のガスポートに接続します。

・流量計や気泡検出器、圧力センサーなど各種センサーを装着して完了となります。

これも  たいせつ

●プライミング前の準備

プライミングを実施する際は、リンゲル**液**とチューブ**鉗子**を準備します。ECMO回路のプライミングボリューム（**回路充填量**）を事前に確認し、必要な量のリンゲル液を準備しておきましょう。チューブ鉗子は少なくとも3本、できれば5本程度用意するのが望ましいです。また、物品の準備と並行して人員を招集し、プライミングを行うスペースを確保しておくことも必要です。

（中村圭佑）

脱血不良

ICUでは こんなときに 覚えておきたい

- ECMO 導入後の循環動態が不安定なとき
- ECMO 回路がブルブルと震えているとき
- 患者の体位変換や清拭を行った後に ECMO 装置からアラームが鳴ったとき

脱血不良とはどんな状態ですか？

右心房に挿入された脱血カニューレから十分に血液を吸引できない状態を指します。

ECMO の脱血不良

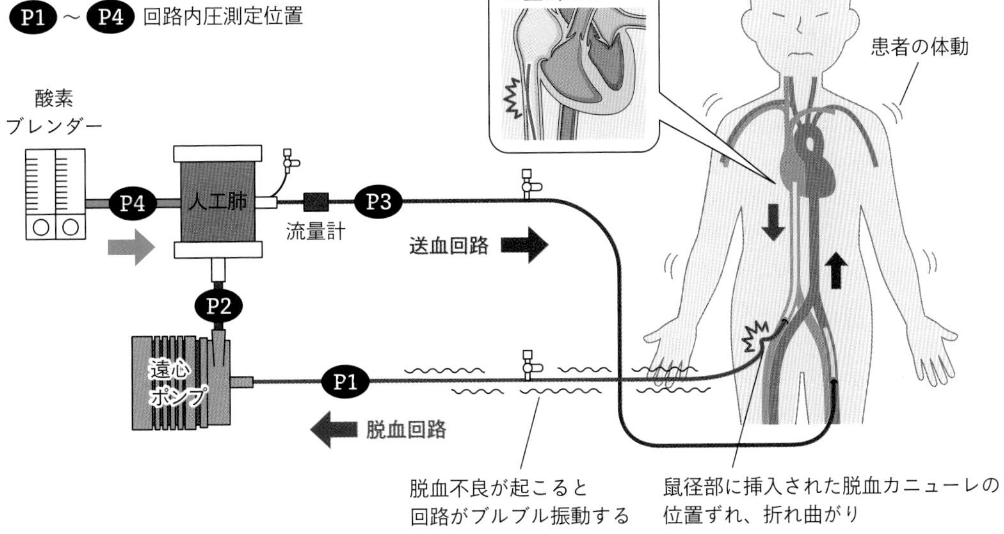

●脱血不良による影響

ECMO の**脱血回路**がブルブルと**震え**ている**場合**、脱血カニューレが血管の壁に吸着して「壁当たり」の状態になっている可能性があります。ECMO の循環血液量が不足すると脱血が十分に行えず、結果として送血も困難になります。

ECMO 開始直後は、体が ECMO の回路やカニューレを異物と認識し、**血管内透過性**が**亢進**して**水分**が**血管**から**漏れ出る**ことがあります。これにより、体内の血液量が減少してしまうことがあります。

脱血不良が起きると、過剰な陰圧により血球が破壊され、**血中**カリウムの**上昇**や**尿**に**血**が混じるなどの**問題**が生じることがあります。最悪の場合は**急性腎不全**（acute kidney injury；AKI）を引き起こす恐れもあります。

脱血不良があった場合はどうすればよいですか？

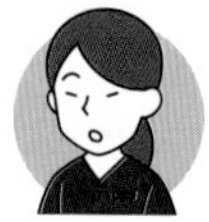

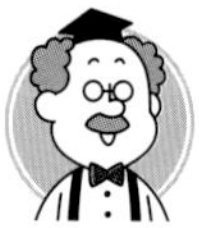

まず出血がないかを確認し、
輸血や輸液により適切な血液量を保つことが重要です。

血管内透過性亢進を抑制するために、アルブミンなどの血液製剤が必要となります。血液量の評価には**中心静脈圧**のモニタリングやエコー**検査**が用いられます。

●脱血不良が起こる要因

①体位変換や患者移動、不穏などによる患者の体動

ECMO 管理中の移動や体位変換などで患者を動かしたときにカニューレがずれたり、回路が折れ曲がり、キンクすることで起こる場合があります。**ECMO** の**回路内圧**アラームの**作動**や**血圧低下**が見られる場合は、回路の位置やキンクの有無を確認することが重要です。

②カニューレのサイズ

脱血カニューレが体格に合っていない場合も脱血不良の一因となります。体格の大きな患者の場合には、**細**すぎるカニューレでは**血液量**が**不足**し、**逆**に**太**すぎるカニューレでは**血管**への**壁当**たりが**発生**しやすくなるため、患者の体格に適したサイズのカニューレを選ぶことが非常に重要です。

●回路内圧のモニタリング

ECMOでは回路内圧のモニタリングが推奨されており[1]、圧力は4カ所で測定されます。**脱血不良の予測にはP1（脱血圧）をモニタリング**します。

P2（人工肺入口圧）と**P3（人工肺出口圧）**は、その圧力差を見ることにより、問題が人工肺の膜にあるのか、送血カニューレの位置やキンク（折れ曲がり）にあるのかを判別できます。

P4（吹送ガス圧）は、酸素チューブのキンクや外れ、または酸素の流し忘れを防ぐために重要です。また、人工肺の目詰まりを引き起こすウェットラングや**血漿**リークも、回路内圧のモニタリングによって検出できます。

ECMOトラブルと回路内圧測定部位の圧力変化

トラブル	ECMO流量	P1 脱血圧	P2 人工肺 入口圧	P3 人工肺 出口圧	P4 吹送 ガス圧
脱血不良	↓	↓	↓	↓	→
ポンプ不全	↓	↑	↓	↓	→
人工肺目詰まり	↓	↑	↑	↓	→
送血不良	↓	↑	↑	↑	→
ウェットラング、血漿リーク	→	→	→	→	↑
送気不良、ガスライン外れ	→	→	→	→	↓

（文献1より改変）

（亀井祐哉）

回路内血栓

ICUでは こんなときに 覚えておきたい

- ECMO 患者のガス交換能が低下し、回路交換が検討されるとき
- ECMO 患者が脳梗塞などの塞栓症を発症したとき
- 抗凝固療法によるコントロールが行われるとき

回路内血栓が生じるとどんな影響がありますか？

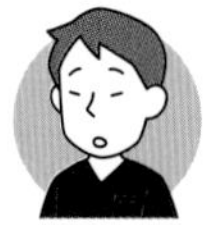

遠心ポンプの送血を妨げ、人工肺のガス交換効率を低下させ、脳梗塞などを引き起こす原因にもなります。

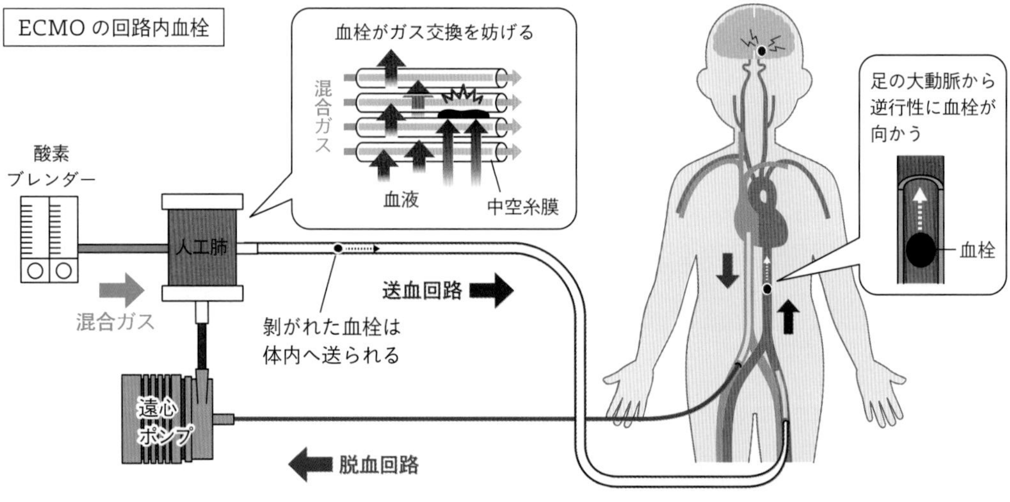

ECMO管理中の抗凝固管理の指標	
ACT（活性化凝固時間）	約200秒
APTT（活性化部分トロンボプラスチン時間）	正常時の1.5～2.5倍、50～80秒程度

生体にとってECMO回路は異物と認識されるため、血液が固まりやすく、血栓を形成しやすい状態になります。血栓は、**遠心**ポンプの送血を妨げるほか、剥がれた血栓が**人工肺**の膜に付着すると、**中空糸膜**の有効面積が減少してガス交換効率が低下します。さらに、血栓が剥がれて血液に入り込むと、脳梗塞をはじめとする**塞栓症**の原因となります。

回路内血栓はどうやって確認しますか？

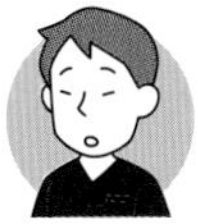

ペンライトでの定期的な点検のほか、
回路内圧のモニタリングによって評価します。

回路内血栓の観察は単純な目視だけでは見落とす可能性があるため、定期的にペンライトを用いて点検することが重要です[1]。ただし、血栓がある程度の大きさになるまでは目視では確認が難しいため、**人工肺**の**入口**と**出口**の**圧力差**（→ p.169）をモニタリングすることで変化を評価することができます。また、人工肺出口からの血液の状態を調べることで、部品の交換時期を判断することができます。

回路内血栓は少しずつ大きくなるため、不可避の合併症の一つです。ECMO導入時から患者の急変に備えて計画的にスタッフを配置することで、安全に人工肺や回路の交換を行うことが大切です。

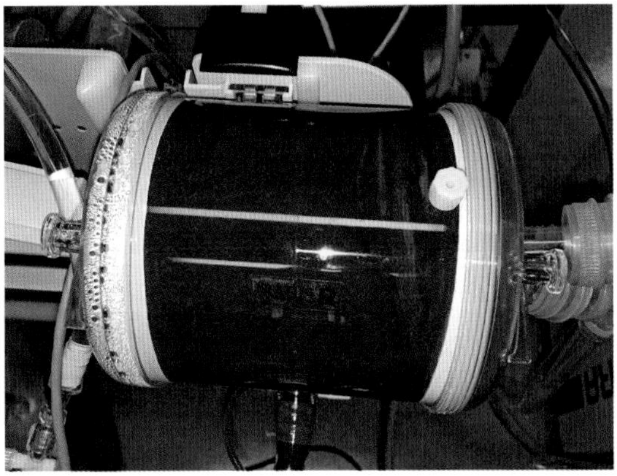

回路内血栓

●ECMO 管理で必須の抗凝固療法

ECMO 管理には血液を固まりにくくするための**抗凝固療法**が必要となります。主に**活性化凝固時間**（activated coagulation time；**ACT**）や**活性化部分**トロンボプラスチン**時間**（activated partial thromboplastin time；**APTT**）を指標にコントロールします。また、ECMO 回路自体にも血栓が付着しにくいコーティングが施されています。長時間の ECMO 管理においては、適切な抗凝固療法を施し、血液への負担を軽減することが求められます。

●血液成分のモニタリング・検査

抗凝固療法を行うと患者は出血しやすい状態になります。そのため、**血小板数**やフィブリノーゲン、**AT Ⅲ**などの血液成分の定期的なモニタリングが必要です。値が適正な範囲内であったとしても、D ダイマーの**上昇**やフィブリノーゲンの**低下**などの**血液凝固**が**活性化**している**徴候**を示すことがあり、回路内血栓が起きる場合もあります[1]。このほか、ベッドサイドでの簡易迅速検査（point of care testing；POCT）も推奨されます[2]。

（亀井祐哉）

MEMO

血漿リーク

（プラズマリーク）

ICUでは こんなときに 覚えておきたい

- ECMO 人工肺のポートから黄色い泡が漏れ出てきたとき
- ECMO 人工肺のガス交換機能が低下しているとき

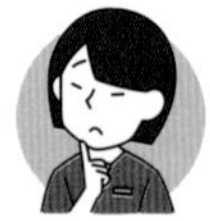

血漿リークとはどういったものですか？

人工肺の中空糸膜の疎水性が失われることで血液中の血漿成分が滲み出し、微細孔を塞いでしまうことです。

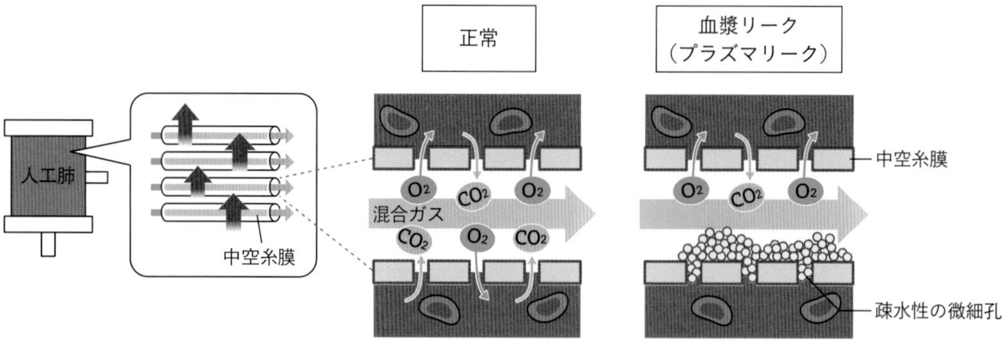

表面張力が働くため血漿は滲み出さない。

中空糸膜が劣化して疎水性が失われると、血液中のタンパク質が微細孔から滲み出てくる。

●血漿リークが起こるしくみ

ECMO 人工肺の中空糸膜には疎水性の微細孔があり、**血液を通さずに酸素と二酸化炭素のみを透過させる構造**になっています。中空糸膜は、表面張力によって血液中の血漿が内部に滲み出ないように加工されています。しかし、長期間の使用で中空糸膜が徐々に劣化すると、疎水性が失われて血漿が内部に滲み出るようになります。微細孔の周囲にはタンパク質が付着するため、ガス交換する穴を塞いでしまいます。さらに、滲み出る血漿が多くなると、**人工肺**のガスの**出口**や**隙間**から**黄色い泡**が**漏れ出**ることがあります。そのため、適切なタイミングで人工肺を交換する必要があり、ガス交換機能が保てているかを人工肺の出口の血液から評価することが大切です。

小児用の人工肺の血漿リーク

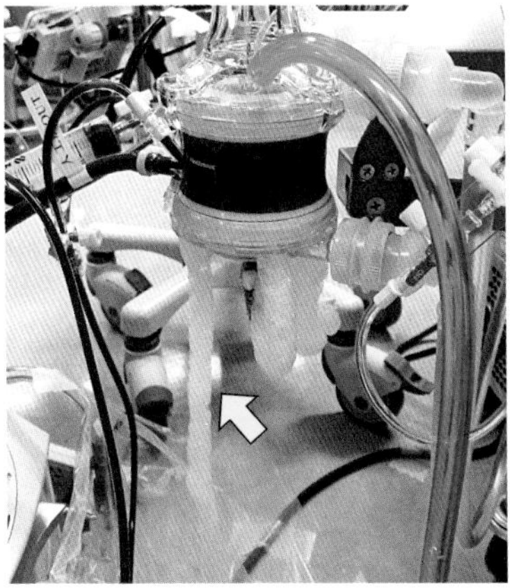

下から泡が漏れ出ている。

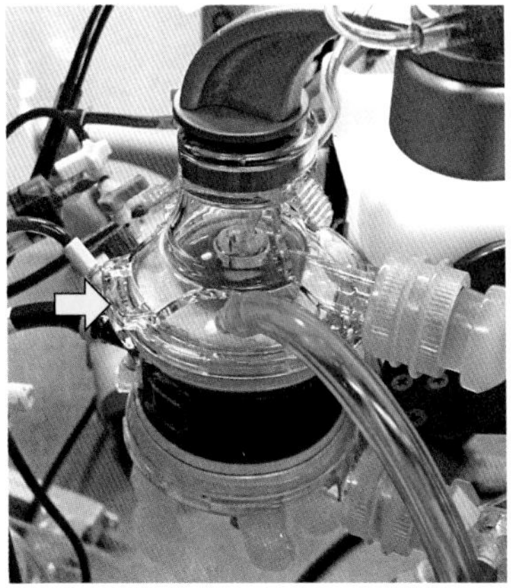

上から血漿液が滲み出ている。

●ウェットラングとは？

血漿リークに似た現象として「ウェットラング」があります。これは、**人工肺の膜の中で血液**とガスの**温度差が原因で結露が起こり**、**水分**が滲み出ることによって**一時的にガス交換機能が低下**することです。

ウェットラングは、高流量の酸素ガス（10L/分）によって水分を飛ばすガスフラッシュを定期的に行うことで防ぐことが可能です[1)]。また、温風装置を用いて人工肺や送気ガスを温めるなどの対策も行われます[2)]。

（亀井祐哉）

下肢循環不全

ICUでは こんなときに 覚えておきたい

- V-A ECMOの管理中に全身の観察を行うとき
- 補助循環による循環動態の改善が見られないとき

V-A ECMOではなぜ末梢組織である下肢の血流が大事なのですか？

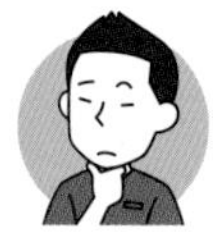

V-A ECMOは大腿動脈から送血を行うため、下肢循環不全に陥ると下肢虚血を起こす場合があります。

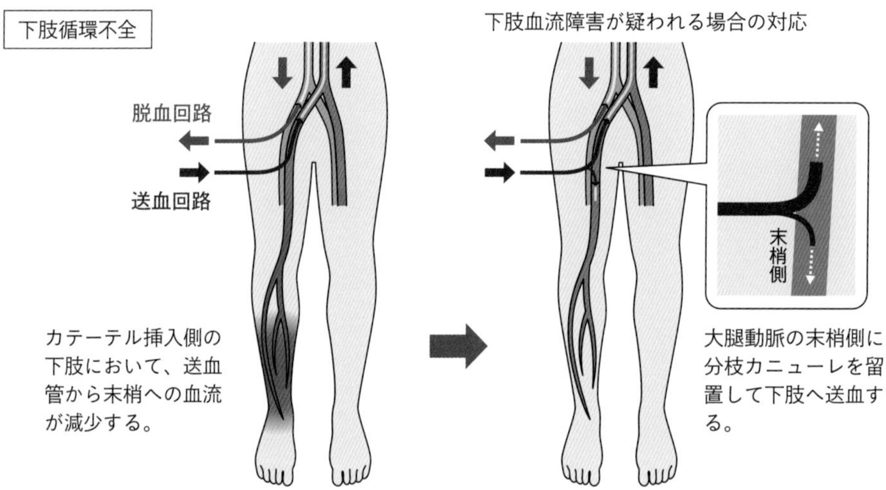

下肢循環不全
脱血回路
送血回路
カテーテル挿入側の下肢において、送血管から末梢への血流が減少する。
下肢血流障害が疑われる場合の対応
末梢側
大腿動脈の末梢側に分枝カニューレを留置して下肢へ送血する。

- ・色調の変化（白、青、赤紫、青紫）
- ・冷感
- ・ドプラエコーでの末梢動脈血流の確認
- ・下腿筋の拘縮
- ・クレアチンキナーゼ（CK）などの筋逸脱酵素の上昇
- ・近赤外線分光法（near infrared spectroscopy；NIRS）による組織酸素飽和度の確認

循環動態が不安定または破綻している患者では、重要臓器への血流が不足することにより、腎機能や肝機能、呼吸機能、脳機能が障害されます。**V-A ECMO**（→ p.160）は、そのような重要臓器への血流を維持する目的で行われます。

ただし、V-A ECMOは大腿動脈からの送血を基本とするため、**送血**カニューレよりも**末梢**への**血流**が**減少**すると**下肢循環不全**となり、**下肢虚血**を**認**めることがあります。下肢虚血を来した症例は予後が悪いことが報告されており[1]、虚血が発生する前に処置することが重要です。

特にどのような患者で下肢循環不全に注意すべきですか？

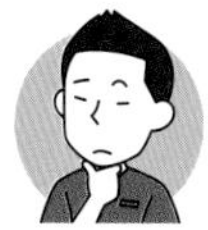

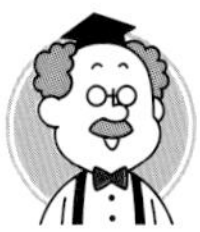

女性など体格が小さく血管径が細い患者や、下肢動脈硬化のある症例とされています。

下肢循環不全のリスクが高いのは、体格が小さく血管径の細い女性や、下肢動脈硬化のある症例とされています。ECMOの送血流量はカニューレのサイズによって増減するため、体格の大きな患者では太いサイズが選択されます。リスクのある患者に対しては、**大腿動脈**の**末梢側**にも**分枝**カニューレを**留置**し、**下肢**への**送血**を**行**います。下肢へ送血を行っていたとしても、血栓などにより血流不全が起きる可能性はあるので、細やかな観察を行うことが大切です。

IABPやImpellaでも下肢虚血のリスクはあるの？

V-A ECMOより細いカニューレが用いられるIABP（→ p.152）やImpella（→ p.184）においても、下肢虚血を生じる可能性があります。そのため、カニューレは患者の体格や血管径に応じて7 Frまたは8Frのサイズが選択されます。特に下肢虚血が懸念される場合、さらに細い6Frが選択されることがありますが、補助循環の効果が減弱する恐れがあるため、適切なサイズを確認することが重要です。

下肢の血流障害が見られたらどうする？

急性の血流障害では、発症からの時間と重症度がポイントとなります。**発症後4～6時間**で**神経**から**筋**、**皮膚**の**順**に**不可逆的**な**変化**が**始**まるため、早期発見が重要です。

また、重度の虚血に陥っている場合は、**動脈**の**血流速度**が**非常**に**遅**くなります。超音波検査でドプラ音を検出できないときは、ドプラプローブで血管を圧迫しないように注意が必要です。

（鐘水健也）

抗凝固療法、ヘパリン起因性血小板減少症（HIT）

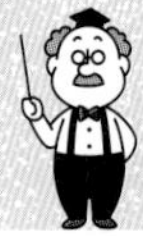

ICUでは こんなときに 覚えておきたい

- 静脈血栓塞栓症（venous thromboembolism；VTE）リスクが高い患者に抗凝固療法が行われるとき
- ヘパリン使用中に血小板数の低下が見られるとき

ICU では血小板数が低い患者をよく見ますが、ヘパリン起因性血小板減少症（HIT）を疑うのはどんな状況ですか？

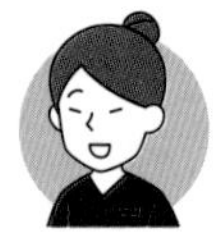

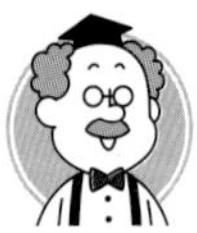

ヘパリンを投与しているにもかかわらず血栓塞栓症が増悪する場合は HIT の可能性があります。

ヘパリン起因性血小板減少症（HIT）の病態

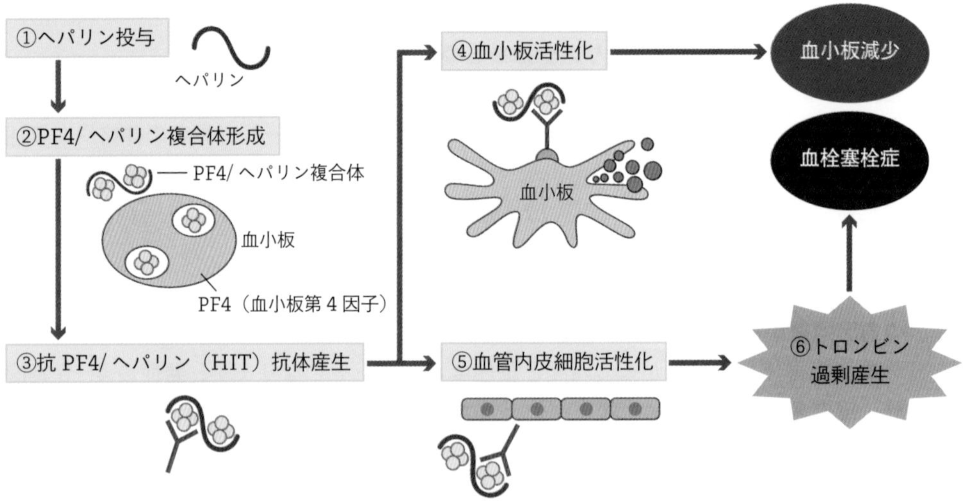

●ヘパリン起因性血小板減少症（heparin-induced thrombocytopenia；HIT）

HITの特徴は、抗凝固薬であるヘパリンが免疫学的機序で逆説的に重篤な**血栓塞栓症**を引き起こすことです。血栓が発生する場所はさまざまで、塞栓部位によって症状は異なります。

HITでは、ヘパリンとPF4（血小板第4因子）によって形成される**PF4/ヘパリン複合体**に対して、**抗PF4/ヘパリン複合体抗体**（**HIT抗体**）が産生されます。その後、さまざまな経路を介してトロンビンが過剰産生され、血栓塞栓症が起こります。また、血小板の過剰な活性化によって消費性の**血小板減少**を引き起こします。

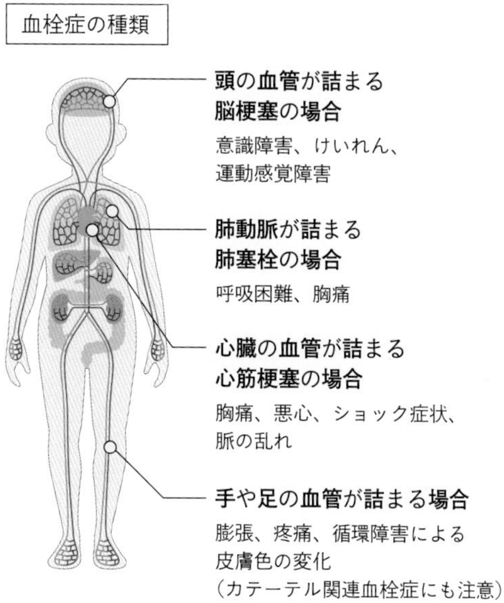

抗凝固薬としてヘパリンを投与しているにもかかわらず、血栓塞栓症の増悪や再発が見られたり、ヘパリンの継続または増量によりさらに悪化したりする場合は、HITを疑う必要があります。HITでは血小板が減少しますが、**20×10^3/μL未満**の**高度**な**減少**になることはほとんどなく、**出血傾向**は**通常見**られません。

静脈血栓塞栓症（VTE）は弾性ストッキングなどの非薬物療法だけでは予防できないのでしょうか？

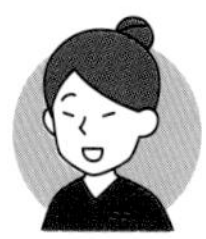

ICUの重症患者は、一般病棟の患者に比べVTEの発症リスクが約10倍とされており、抗凝固療法による予防が重要です。

弾性ストッキングは、中リスクの患者に対してはVTE予防に効果的ですが、高リスク以上の場合は効果が弱く、単独での使用は推奨されていません。**間欠的空気圧迫法**は、VTE高リスクにも有効であり、特に出血リスクが高い場合に実施されます。

低用量未分画ヘパリンや**用量調節未分画**ヘパリンは、VTE高リスク以上で出血リスクが低い場合に用いられます。抗凝固療法は、十分な歩行ができるようになるまで継続しますが、VTE リスクが持続して長期の予防が必要となる場合は、未分画ヘパリンからワルファリンに切り換えて継続します。

●HIT の発症原因

中心静脈カテーテルの管理などで用いられる少量のヘパリンフラッシュの**曝露**に関連して HIT を発症することや、直接のヘパリン曝露がなくても**手術**や**外傷**、**感染**を契機に HIT 抗体に類似した抗体が生成されて起こることもあります。そのため、血小板数の低下と血栓傾向を認めた場合は注意して経過を観察する必要があります。

●HIT を鑑別する所見・診断法

ヘパリン皮下注射を実施している際に HIT を発症すると、**投与**した**部位**の**皮膚**が**紅潮・壊死**することがあります。血小板減少を伴わないことがあり、HIT を鑑別する際の重要な所見です。また、血液（濾過）透析などの**腎代替療法**では、血液回路内凝固も HIT を疑う重要な所見となります。

HIT を疑う際の臨床的診断法として、「**4Ts** スコア」が有用です。血小板減少（Thrombocytopenia)、減少するタイミング（Timing of platelet count fall)、血栓症やそのほかの症状（Thrombosis or other sequelae)、血小板減少のほかの原因（Other cause for thrombocytopenia）の 4 項目で評価し、スクリーニングを行います。

（鐺水健也）

腎代替療法（RRT）
（血液透析：HD、持続的血液濾過透析：CHDF）

ICU では こんなときに 覚えておきたい

☞ 重症患者の腎機能障害に対応するとき

腎代替療法（RRT）にはどのような方法がありますか？

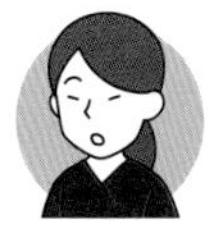

大きく分けて、血液透析（HD）、腹膜透析（PD）、腎移植の 3 つがあります。

透析回路の構成

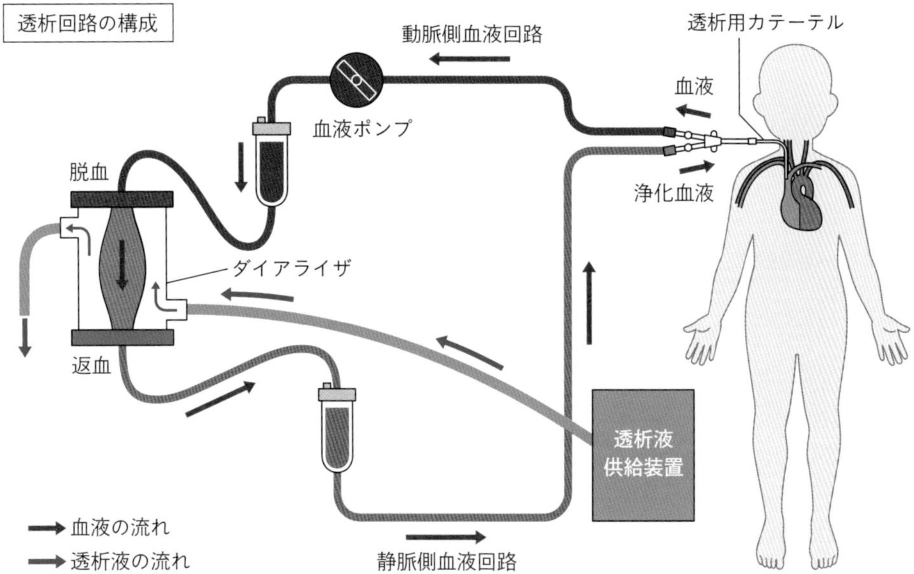

●腎代替療法（RRT）

腎臓の機能を医療の力で肩代わりする治療を**腎代替療法**（renal replacement therapy；RRT）といいます。腎臓は尿をつくることで、私たちが生活していく中で体内に生じる老廃物や水分を体外に排泄する働きをしています。腎臓の働きが低下すると、老廃物（尿毒素）や水分が高度に体内に貯留し、**尿毒症**や**心不全**を来してしまいます。腎代替療法はそれらを防ぐために行われます。

腎代替療法（RRT）には大きく分けて３つ、**血液透析**（hemodialysis；HD）、**腹膜透析**（peritoneal dialysis；PD）、**腎移植**があります。この３つは、腎機能が**長期間（月～年単位）**でゆっくりと低下した場合に検討されます。**短期間（日～週単位）**で急激な腎機能の低下が起こった場合には、緊急的に実施できるHDが選ばれます。HDは１回3～5時間かけて行われますが、さらに長時間かけて実施する**持続的血液濾過透析**（continuous hemodiafiltration；CHDF）という方法もあります。

持続的血液濾過透析（CHDF）は
どのような場合に行われるのですか？

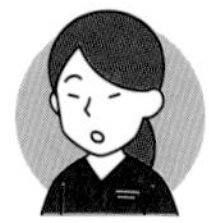

重篤な疾患の急性期や大手術後の患者には、
透析時間を延長して行うCHDFが選択されます。

HDは短時間で尿毒素や水分を一気に身体から取り除くため、身体に大きな負担がかかります。そのため、重篤な疾患の急性期や大手術後の患者にHDを実施すると、血圧が低下するなどかえって状態が不安定になることがあります。そのような患者には、**尿毒素**や**水分**の**除去効率を下げる代わり**に、**透析時間を延長**して行うCHDFが選択されます。

●血液透析（HD）と持続的血液濾過透析（CHDF）の実施方法

HDとCHDFはいずれも、血液を体外に取り出し、尿毒素と水分を除去するフィルター（ダイライザ）を通して再度体内に戻します。緊急で透析を必要とする急性期疾患の場合には、**透析用の中心静脈カテーテル**を留置して血液の出し入れを行います。長期間かけて低下した腎機能は改善することが難しいため、永久的な血管アクセス（シャント）が設置されます。

血液が体外に出た際の凝固を防ぐために、透析中は**抗凝固薬**の投与が必要です。

●腎臓へ流れる血液の量

腎臓には**心拍出量**の約 **20%**の**血液**が流れており、血液を濾過することで尿を生成します。**全身状態**が**不安定**になり**血圧**が**低下**すると、**腎臓**への**血液供給**が**減少**し、**尿の生成**が滞ります。また、腎臓は薬剤や感染症などさまざまな要因にも影響を受けます。早期に対処すれば、全身状態の改善とともに腎機能の改善が期待できます。腎臓の回復までのつなぎの治療として、集中治療の現場では腎代替療法（RRT）が必要となります。

（亀井啓太）

Impella（インペラ）

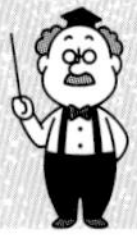

ICUでは
こんなときに
覚えておきたい

- Impellaを挿入中の患者管理をするとき
- 安全にImpellaが作動しているか確認したいとき

**Impellaを挿入中の患者は
どのような点に注意が必要ですか？**

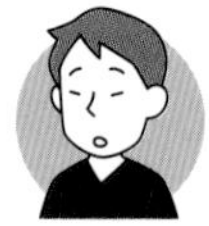

**Impella穿刺部が正しく固定されているか、
モニター波形に異常がないかを確認します。**

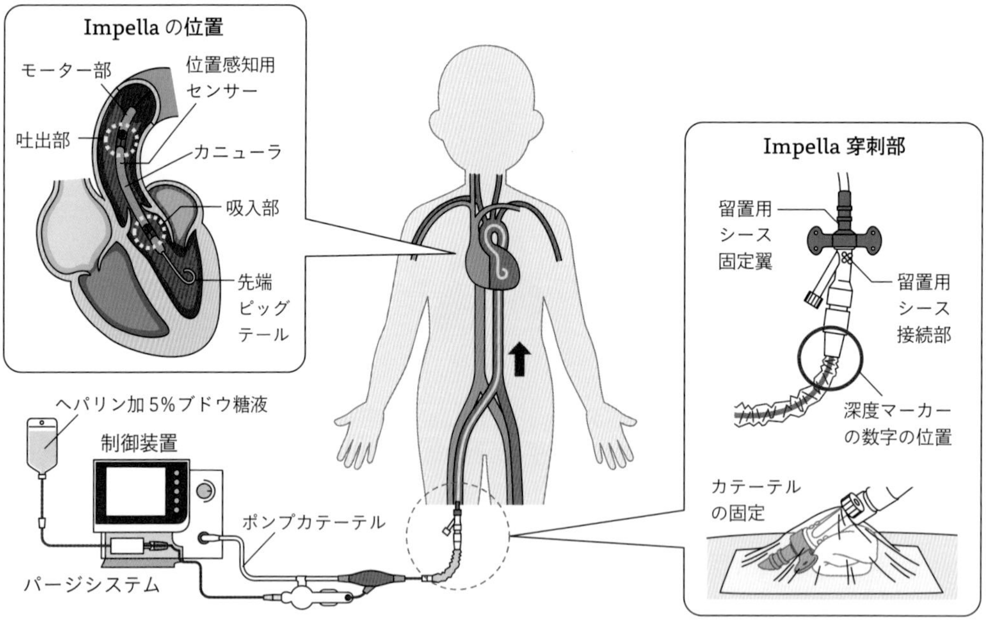

●Impella とは

Impella は、心原性ショックに陥った際、一時的に心臓の代わりに全身へ血液を送るための補助循環用ポンプカテーテルです。大腿動脈、腋窩動脈、鎖骨下動脈などから経皮的・経血管的に**左心室内**へ軸流ポンプ（**Impella**）を挿入し、血液の出口（**吐出部**）を**上行大動脈**に留置することで血液が順行性に送り出され、**左心室負荷**を軽減することができます。さらに、血流とは逆方向にモーター部からパージ**液**（ヘパリン加5%ブドウ糖液）を流し、モーター内への血液の侵入を阻止することで、ポンプ内で血液が固まることを防いでいます。

Impella挿入中のチェックポイント

Impella穿刺部	● 出血や血腫がないか。 ● **留置用**シースは適切に固定されているか。 ● **刺入角度**を保持するための留置用シース下のガーゼや**透明**フィルムドレッシングに汚染はないか。 ● カテーテルシャフト固定位置の**深度**マーカーの**数字**の**位置**が変わっていないか。 ● ポンプカテーテルが折れ曲がっていないか。 ● パージシステム**接続部**からの漏れがないか。 ● **Impella**の**位置**が前日と比較して変化していないか、胸部X線写真を毎日撮影して確認する。
モニター表示	● Impella制御装置のポンプ**位置波形**、モーター**波形**、パージ**流量**・**圧**、パージ**液履歴画面**は正しく表示されているか。 ● 波形や数値に急激な変化はないか。 ● アラームが表示されていないか。

ポンプ位置画面では
どのような波形が正常なのでしょうか？

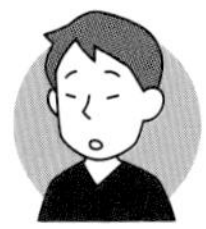

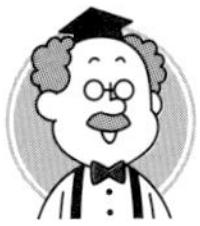

正常な位置波形は大動脈圧波形、
モーター波形はパルス状の波形になります。

日常診療で多く使用される Impella 2.5 や Impella CP の場合、**位置波形**はカテーテル上の位置感知用センサーで得られた圧を表しており、正常な位置波形は**大動脈圧波形**となります。モーター**波形**は吸入部と吐出部の圧差を波形で示したもので、正常ではパルス**状**の**波形**となります[2]。

通常と異なる波形が見られる場合やアラームが作動した場合は医師を呼び、心エコーや X 線透視により Impella が正しい位置に留置されていることを確認します。僧帽弁や腱索に干渉してい

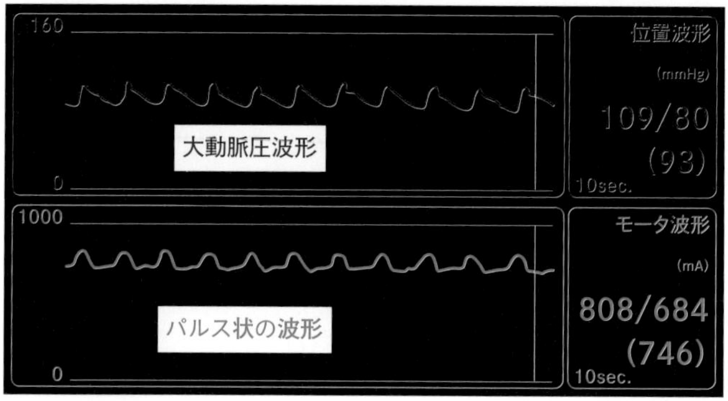

ポンプ位置画面

ないこと、**吸入部**が乳頭筋などの左室内構造物に接触していないこと、**吐出部**が大動脈弁に接触していないことを医師に確認してもらう必要があります。

ワンポイント知識

●Impella ＋ V-A ECMO ＝ ECPELLA

Impella と V-A ECMO を併用する方法を「ECPELLA」といいます。**V-A ECMO** により**心臓の負担**が**軽減**されるため、**心臓内**での**血流**の**停滞**をなくし、**血栓**の**発生**を**抑制**することができます。また、肺水腫の改善にも有効です。尿量の変化や臓器障害の有無、乳酸値などを確認し、十分な血流量が確保できているかどうかを管理することが必要です[3]。

（三春摩弥）

引用・参考文献

シストリック・アンローディング

1）荒木康幸．“IABP の基本原理と装置”．動画で解説！IABP・PCPS・CHDF・ペースメーカ アラーム＆トラブル対応．副島秀久監修．愛知，日総研出版，2015，30-63．
2）小田款文．1章 IABP．ハートナーシング．31（3），2018，206-18．
3）川上将司．“IABP を知る”．明日のアクションが変わる補助循環の極意教えます．東京，中外医学社，2018，35-86．
4）高橋由典．“IABP の管理方法”．臨床工学技士集中治療テキスト　普及版．日本集中治療医学会 臨床工学技士テキスト作成委員会編．東京，シービーアール，2019，288-95．

ダイアストリック・オーグメンテーション

1）荒木康幸．“IABP の基本原理と装置”．動画で解説！IABP・PCPS・CHDF・ペースメーカ アラーム＆トラブル対応．副島秀久監修．愛知，日総研出版，2015，30-63．
2）小田款文．1章 IABP．ハートナーシング．31（3），2018，206-18．

オーグメンテーション圧

1）大動脈バルーンポンプ CARDIOSAVE 取扱説明書．ゲティンゲグループ・ジャパン．
2）Cardiosave Hybrid IABP 取扱説明書．ゲティンゲグループ・ジャパン．2023．

ディクロティック・ノッチ

1）荒木康幸．“IABP の基本原理と装置”．動画で解説！IABP・PCPS・CHDF・ペースメーカ アラーム＆トラブル対応．副島秀久監修．愛知，日総研出版，2015，30-63．

V-A ECMO、V-V ECMO の回路構成

1）日本体外循環技術医学会 安全対策委員会．補助循環の安全管理基準（2016年10月21日作成）．https://jasect.org/855

ミキシングポイント

1）Asija, R. et al. How I manage differential gas exchange in peripheral venoarterial extracorporeal membrane oxygenation. Crit Care. 27（1), 2023, 408.

プライミング

1）日本体外循環技術医学会 安全対策委員会．補助循環に関するインシデント・アクシデントおよび安全に関するアンケート2021．https://jasect.org/wp/wp-content/uploads/2022/12/2021questionnaire-ECMO2.pdf
2）日本体外循環技術医学会 安全対策委員会．医療機器安全性情報 No.4：PCPS 施行中に空気を引き込む危険性について．2009．https://jasect.org/wp/wp-content/uploads/2018/08/anzenseij-youhou-4.pdf

脱血不良

1）日本 ECMOnet．ECMOnet 講習会事前学習資料：シナリオ受講生資料．

回路内血栓

1）氏家良人監修．呼吸 ECMO マニュアル．東京，克誠堂出版，2014，65-7，100-1．
2）McMichael, ABV. et al. 2021 ELSO Adult and Pediatric Anticoagulation Guidelines. ASAIO J. 68（3), 2022, 303-10.

血漿リーク（プラズマリーク）

1）日本呼吸療法医学会ほか編．ECMO・PCPS バイブル．大阪，メディカ出版．2021，91．
2）日本集中治療医学会 臨床工学技士テキスト作成委員会編．臨床工学技士集中治療テキスト 普及版．東京，シービーアール，2019，303．

下肢循環不全

1）Lamb, KM. et al. Arterial protocol including prophylactic distal perfusion catheter decreases limb ischemia complications in patients undergoing extracorporeal membrane oxygenation. J Vasc Surg. 65（4), 2017, 1074–9.
2）Cheng, R. et al. Complications of extracorporeal membrane oxygenation for treatment of cardiogenic shock and cardiac arrest: A meta-analysis of 1,866 adult patients. Ann Thorac Surg.

97（2), 2014, 610-6.
3）日本循環器学会ほか編．2022 年度改訂版 末梢動脈疾患ガイドライン．2022．https://www.j-circ.or.jp/cms/wp-content/uploads/2022/03/JCS2022_Azuma.pdf
4）松宮護郎．重症心不全に対する経皮的デバイス（IABP，ECMO，Impella）．日本心臓血管外科学会．https://jscvs.or.jp/surgery/5_4_syujutu_sinzou_jusyosinhuzen/

抗凝固療法、ヘパリン起因性血小板減少症（HIT）

1）ヘパリン起因性血小板減少症の診断・治療ガイドライン作成委員会編．ヘパリン起因性血小板減少症の診断・治療ガイドライン．日本血栓止血学会誌．32（6），2021，737-82．https://www.jsth.org/pdf/oyakudachi/202208_19.pdf

Impella

1）Impella テキストブック（アプリ版）．日本アビオメッド．
2）三角香世ほか．“IMPELLA（補助循環用ポンプカテーテル）”．テクニックいらずの胸部 X 線ヨミカタノート（みんなの呼吸器 Respica 2022 年夏季増刊）．中島幹男編著．大阪，メディカ出版，2022，102-8.
3）日本循環器学会ほか編．2023 年 JCS/JSCVS/JCC/CVIT ガイドラインフォーカスアップデート版：PCPS/ECMO/ 循環補助用心内留置型ポンプカテーテルの適応・操作．2023，22－5．https://www.j-circ.or.jp/cms/wp-content/uploads/2023/03/JCS2023_nishimura.pdf
4）石井宣大ほか編．できるエンジニアと言われるために 3 年目までに知っておきたい 112 のこと．東京，学研，2023，182-4.

索　引

数字・欧文

4Tsスコア……180
A-aDO$_2$……17
AARC……81
ACT……170, 172
APTT……170, 172
CHDF……182
CI（心係数）……104
CO（心拍出量）……109, 104
CO$_2$ナルコーシス……32
COPD……31, 35, 37, 54
CRT（毛細血管再充満時間）……120
CS1……112, 128
D$_{LCO}$……17
$\dot{D}O_2$……108
Dダイマー……132, 172
ECMO……105, 165, 167, 170, 174
——の回路構成……160
ECPELLA……186
EIT……55
ETCO$_2$……87, 89
Fickの法則……17
FRC……29
FVC……67
HCO$_3^-$……26
HD（血液透析）……181
HFNC……91
HIT……178
HPV……21, 114
IABP……152, 154, 156, 158
Impella……177, 184
IPPV……78
mean PAP（平均肺動脈圧）……118
Motting score……119
NPPV……78, 127
PaO$_2$……17, 163
P$_A$O$_2$……17
PCV……61, 67
PEEP……51, 100
RRT（腎代替療法）……181
SaO$_2$……109
SpO$_2$……110, 164
S$\bar{v}$O$_2$……108
V-A ECMO……161, 162, 176
VCV……61, 67
Virchowの三徴……131
$\dot{V}O_2$……108
VTE……179
V-V ECMO……161

あ

アシドーシス……27
圧-換気量曲線……61
アフターロードミスマッチ……128
アルカローシス……27
安静換気……29
一時的ペーシング……146
一回換気量……11, 19
一回拍出量……101, 103
陰圧……11
ウェットラング……175
ウォームショック……122
ウォッシュアウト効果……91
右方移動……25, 27
エアウェイ……84
エアトラッピング……35
延髄……28, 42
横隔膜……10, 42
オーグメンテーション圧……156
オートPEEP……51, 67
オープンフェースマスク……92
オームの法則……49, 123

か

咳嗽……74, 76, 78
解剖学的死腔……12, 19
解剖学的シャント……22
開放型酸素マスク……92
外肋間筋……42, 64
回路内圧……169
回路内血栓……170
加温加湿（器）……68, 72
拡散……16
——障害……15, 17
拡張期……133
——圧……154
下行大動脈……162
下肢虚血……177
下肢循環不全……176
ガス交換……12, 21
片肺挿管……87
カフ圧……87
カプノグラム……89

過膨張……34
簡易酸素マスク……92
換気……10
——換気血流比……20
——障害……11
緩衝……27
完全房室ブロック……143, 144
灌流指標……121
気管吸引……80
——ガイドライン2023……81, 83
気管支……82
気管挿管……86
気胸……29
気道クリアランス……74
気道抵抗……48
気道内圧上昇……60
吸引圧……83
吸気……10, 37
吸気陰圧……64
弓部大動脈……162
胸郭コンプライアンス……56
胸腔内圧……56
胸鎖乳突筋……80
強制呼気……65
胸壁……28
グラフィックモニター……49, 58
クリニカルシナリオ……128, 129
経静脈ペーシング……146
経肺圧……56, 58
経皮ペーシング……146
血圧……100, 105, 106
血漿リーク……174
血栓症の種類……179
血栓塞栓症……178
結露……71
抗凝固療法……172, 178
高二酸化炭素血症……32
後負荷……99, 111, 128
コールドショック……122
呼気……10, 37
——再呼吸……92
呼吸運動……40
呼吸音……80
呼吸筋疲労……31
呼吸仕事量……62
呼吸数……63
呼吸中枢……28
呼吸補助筋……30
コンプライアンス……48
——低下……60

さ

左房圧……117
酸塩基平衡……27
酸素運搬……24
酸素化……14
酸素投与……33
酸素ヘモグロビン解離曲線……24
シーソー呼吸……31, 39
死腔……19, 91
刺激伝導系……138
シストリック・アンローディング……152
自然な自発呼吸……28
自発呼吸トライアル……41
斜角筋……80
シャント……22
収縮期……133
——圧……129, 152
上気道……39
静脈うっ血……136
静脈還流量……11, 98
食道内圧……56, 63
ショック……100, 113
徐脈……143
心外膜ペーシング……146
心原性肺水腫……125
人工呼吸器グラフィック波形……60
人工鼻……72
心室細動……141, 142
心室頻拍……142
心収縮力……101
心静止……141, 142
新生児……54
心タンポナーデ……135
伸展受容器……44
心肺蘇生の適応……145
深部静脈血栓症……130, 132
心房細動……140
スワンガンツカテーテル……116
静的過膨張……35
生理学的死腔……19
生理学的シャント……22
咳中枢……76

赤血球……26
舌根沈下……86
絶対湿度……68
前負荷……98, 103, 117
線毛運動……74
臓器灌流圧……113
早期離床……75
送血部位……160
相対湿度……68

た

ダイアストリック・オーグメンテーション……154
体血管抵抗……99, 111
体循環……111
大動脈弁……158
大理石様皮膚所見……119, 123
たこつぼ型心筋症……133
脱血カニューレ……167
脱血不良……167
炭酸・重炭酸塩緩衝系……27
弾性抵抗……63, 65, 67
チェーンストークス呼吸……31, 42
中空糸（膜）……165, 174
中枢性化学受容器……42, 43
ディクロティック・ノッチ……155, 158
等温飽和境界（ISB）……70
洞徐脈……144
透析回路……181
洞調律……139
洞停止……144
動的過膨張……35, 36
洞不全症候群……143
トリガー設定……65
努力呼吸……30, 80
努力性呼気……65
ドレナージ機能……74

な

内肋間筋……65
二酸化炭素運搬……26
粘性抵抗……63, 65, 67

は

肺血管抵抗……99, 114
敗血症性ショック……122
肺血栓塞栓症……130, 131
肺高血圧……115, 130
肺梗塞……130
肺コンプライアンス……54
肺循環……114
肺動脈圧（PAP）……116, 118
肺動脈楔入圧（PCWP）……99, 116, 126
肺胞……12
肺胞換気量……12, 19
肺胞死腔……19
肺胞毛細血管膜……12, 15, 16
バッキング……65, 78
ピーク圧……49, 50
ピークフロー……79
非心原性肺水腫……126
標準予防策……82
ファイティング……65, 78
フーバー徴候……31, 37
不整脈……139, 141
プライミング……165
プラズマリーク　→血漿リーク
プラトー圧……49, 50, 61
フランク－スターリングの法則……102
分時換気量……11
ペースメーカー……139, 140
ベックの三徴……136
ヘモグロビン……24, 109
——緩衝系……27
房室接合部調律……140
飽和水蒸気量……68
ホールデン効果……33
ポンプ位置画面……186

ま

末梢性化学受容器……42, 44
末梢性チアノーゼ……119, 123
ミキシングポイント……162
ミストリガー……52, 65

や

陽圧……11

ら

ラリンゲルマスク……84, 85
リクルートメント手技……55
流量波形……80
労作時呼吸困難……35
肋間筋……28

本書は、小社刊行の専門誌『みんなの呼吸器 Respica』19巻1号（2021年1号）の特集「あいまいイメージが丸わかり！ 人工呼吸の解剖生理 見るだけノート」の一部をまとめて、大幅に加筆・修正し、単行本化したものです。

知りたいことが絵で見てわかる ICUの呼吸と循環
ーあいまい知識を完全図解！

2024年7月1日発行　第1版第1刷

監　修　中根 正樹
編　著　小野寺 悠
発行者　長谷川 翔
発行所　株式会社メディカ出版
〒532-8588
大阪市淀川区宮原3－4－30
ニッセイ新大阪ビル16F
https://www.medica.co.jp/
編集担当　末重美貴
編集協力　加藤明子
装　幀　北尾 崇（HON DESIGN）
イラスト　姫田直希
組　版　稲田みゆき
印刷・製本　株式会社シナノ パブリッシング プレス

ISBN978-4-8404-8496-1　　Printed and bound in Japan